LA MÉDECINE

NATURELLE

ET CURATIVE,

OU

La Purgation dirigée contre la *CAUSE* des Maladies, reconnue et analysée dans cet Ouvrage.

Par L. LEROY, CHIRURGIEN-CONSULTANT.

~~~~~~~~~~~~~

QUATRIEME ÉDITION,

REVUE, CORRIGÉE ET AUGMENTÉE.

IMPRIMERIE DE NICOLAS - VAUCLUSE.

LA MÉDECINE

NATURELLE

ET CURATIVE,

OU

La Purgation dirigée contre la *CAUSE* des Maladies, reconnue et analysée dans cet Ouvrage.

Par L. LEROY, Chirurgien-consultant.

QUATRIÈME ÉDITION,

REVUE, CORRIGÉE ET AUGMENTÉE.

PRIX : 2 FR. 50 C., ET 3 FR. 25 C. PAR LA POSTE.

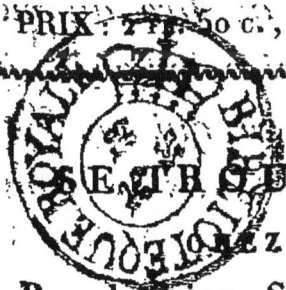

SE TROUVE A PARIS;

CHEZ L'AUTEUR,

Rue de Seine - Saint-Germain , n°. 49 ,

Et chez Boutonet, Libraire, à l'Imprimerie des Petites-Affiches.

1817.

AVIS IMPORTANT.

On recommande aux Malades qui seraient traités d'après cette Méthode, de prendre préalablement connaissance tant de la Table des Matières, qui va suivre, que de la Table Alphabétique qui est à la fin de ce Volume; elles indiquent les renseignemens utiles et la solution des difficultés qui peuvent survenir. On recommande également à ceux qui n'auront point eu le temps de lire en entier ce Volume, de lire au moins l'ABRÉVIATION, qui commence à la page 275, ainsi que ce qui en est la suite. Avec ce guide, ils ne peuvent prendre une fausse route.

DÉCLARATION.

DANS cette méthode, l'art de guérir est ramené à un seul principe. C'est la Nature elle-même qui en fait la révélation. Il fallait le reconnaître et l'approfondir. Jean PELGAS, ancien maître en chirurgie, qui a pratiqué pendant plus de quarante ans, d'après ce même principe, en a fait la découverte. On lui doit, avec la solution de divers problêmes, des plus importans à résoudre, des moyens de guérir promptement, dans les cas de maladies récentes, et de grandes ressources contre les maladies chroniques, réputées incurables ou mortelles.

Gendre de ce praticien, et continuateur de sa pratique, j'ai dû, d'après les vues de bien public dont il a été animé durant sa vie, donner à sa méthode tout le développement dont elle était susceptible, afin de la mettre à la portée des malades, et la rendre tellement populaire, que quiconque sait seulement lire, puisse contribuer à en multiplier les bienfaits.

Je n'ai pu me décider à une quatrième Édition

AVIS IMPORTANT.

On recommande aux Malades qui seraient traités d'après cette Méthode, de prendre préalablement connaissance tant de la Table des Matières, qui va suivre, que de la Table Alphabétique qui est à la fin de ce Volume ; elles indiquent les renseignemens utiles et la solution des difficultés qui peuvent survenir. On recommande également à ceux qui n'auront point eu le temps de lire en entier ce Volume, de lire au moins l'ABRÉVIATION, qui commence à la page 275, ainsi que ce qui en est la suite. Avec ce guide, ils ne peuvent prendre une fausse route.

DÉCLARATION.

Dans cette méthode, l'art de guérir est ramené à un seul principe. C'est la Nature elle-même qui en fait la révélation. Il fallait le reconnaître et l'approfondir. Jean Palgas, ancien maître en chirurgie, qui a pratiqué pendant plus de quarante ans, d'après ce même principe, en a fait la découverte. On lui doit, avec la solution de divers problêmes, des plus importans à résoudre, des moyens de guérir promptement, dans les cas de maladies récentes, et de grandes ressources contre les maladies chroniques, réputées incurables ou mortelles.

Gendre de ce praticien, et continuateur de sa pratique, j'ai dû, d'après les vues de bien public dont il a été animé durant sa vie, donner à sa méthode tout le développement dont elle était susceptible, afin de la mettre à la portée des malades, et la rendre tellement populaire, que quiconque sait seulement lire, puisse contribuer à en multiplier les bienfaits.

Je n'ai pu me décider à une quatrième Édition

qu'en faisant une sorte de fusion des précédentes, afin de rendre celle-ci plus concise, en faisant disparaître les longueurs qui se trouvent dans les premières.

Rien n'est attesté dans cet Ouvrage que l'expérience acquise n'en réponde. Vingt-cinq années de ma propre pratique peuvent bien avoir confirmé ce que celle de mon auteur avait déja reconnu.

Je ne rapporterai point les éloges qui furent donnés à la production de feu PELGAS; je laissserai aux succès de ma pratique, basée sur un principe vrai, le temps de se porter eux-mêmes, malgré les attaques de l'ignorance, de l'erreur et de l'envie, à la connaissance de ceux qui les ignorent. Peu de personnes refusent de croire après qu'elles ont vu. Chacun doit exercer son jugement pour son plus grand avantage, et ses plus chers intérêts. Les plus malheureux seront toujours ceux qui ne sauront point reconnaître les vérités utiles qui leur seront exposées.

LEROY , *Chirurgien-Consultant,*
rue de Seine St. Germain , nº. 49.

TABLE

DES MATIERES

Contenues dans cet Ouvrage.

INTRODUCTION, page xiij à xxiv

Origine de la Médecine. — Elle est cultivée depuis un temps immémorial. — On a
exposé les malades sur les places publiques. —
Hippocrate, prince de la Médecine. — Ses disciples sont interdits. — La Médecine fut éteinte
pendant plusieurs siècles. — Chrysipe se moqua d'Hyppocrate. — Le Sénat d'Athènes
proscrivit la Médecine de l'un et de l'autre
— La Médecine fut encore abolie. — Aristrate
la releva. — Défense à ses successeurs de la
professer. — Anthonius Musa, joue un grand
rôle. — On lui élève une statue . — Il fut lapidé, et son cadavre fut traîné dans la boue.
Pourquoi cette sévérité ? — Galien fait revivre
la doctrine d'Hippocrate. — Sa fuite à l'occasion d'une épidémie. — La Médecine a fait peu
de progrès. — La Chirurgie en a fait de grands
— La *cause* des maladies n'a point été reconnue. — L'art de guérir est resté pour ainsi
dire à son point de départ. — Cette méthode
en recule les bornes.

CAUSE *des* MALADIES *et de la* MORT, page 1 à 7.

Les humeurs corrompues causent les maladies. — Pourquoi plus corruptibles qu'un
autre fluide. — Elles produisent une sérosité

qui est l'agent de toute souffrance. — Comment elles causent la mort.

CAUSES *occasionnelles des maladies*, page 7 à 12.

La respiration d'un air corrompu gâte les humeurs. — Qui donne cette malignité à l'athmosphère? — Le contact peut être corrupteur. — Origine des virus. — Influence des causes morales.

ERREURS *sur la cause des maladies*, page 12 à 21.

Le sang n'est la cause d'aucune maladie. — Il est le moteur de la vie. — Il dépose les matières humorales. — On le compare ainsi que les humeurs au vin et à la lie. — D'où viennent les noms des maladies. — Maladies sthéniques et asthéniques.

TRAITTEMENS *ordinaires*, page 21 à 50.

La saignée proscrite. — Par qui inventée. — Les sang-sues la suppléent. — Accidens qui en résultent. — Les coups, les chûtes et blessures ne les tolèrent point. — Ce qu'il faut faire dans ce cas. — Inconvénient des narcotiques. — Dangers du mercure et du quinquina. — Effets nuisibles des bains. — Bain de propreté toléré. — Eaux minérales. — Spécifiques, remèdes aux maladies. — Electricité. — Magnétisme. — Galvanisme. — Insuffisance des absorbans. — Préjudices de la diète. — Moyens de détruire le charlatanisme. — Topiques. — Vésicatoires, cas où ils conviennent.

TEMPÉRAMENS, page 50 à 54.

Leur division, leur origine. — Observations aux époux sur la cohabitation. — Les sangnins n'ont pas trop de sang.

COUP-D'OEIL ANATOMIQUE, page 54 à 61.

Fonctions de la bouche. — De l'estomac. — Des intestins. — Ce que produisent les alimens.

— Chyle. — Veines-lactées. — Circulation des
fluides. — Mouvement péristaltique du canal
intestinal. — Déjections. — Ce canal comparé
à un fleuve.

MÉDECINE PALLIATIVE, page 63 à 64.
  Moyens qui s'y rattachent.

TRAITEMENT CURATIF, page 61 à 65.
  Les moyens de guérir reposent uniquement
sur la purgation. — Ce que signifie le mot PUR-
GER — Cette pratique est peu connue. — Elle
guérit très-promptement. — Elle prévient les
maladies chroniques et incurables.

RAISONS A L'APPUI *de ce traitement*, page 65 à
109.
  L'inexpérience et la mauvaise foi font un
portrait effrayant des purgatifs — L'ignorance
fait préférer l'évacuation du sang à celle des
humeurs corrompues. — L'antagoniste compare les entrailles à un chaudron. — Nombre
de malades ont été purgés 20, 30, 40 et même
60 jours de suite. — Un malade a évacué pendant huit jours et huit nuits, répétant les doses
sans poids ni mesure. — Un autre a pris une
douzaine de doses en 48 heures, qu'il ne devait consommer qu'en 15 ou 18 jours. — La
super-purgation n'existe point. — Volume
énorme des humeurs. — Mal-à-propos on croit
les malades trop faibles pour être purgés. —
Cause de la faiblesse — L'insuffisante purgation ne peut guérir. — Elle peut rendre la maladie meurtrière. — L'émétique, ni les purgatifs gras ne peuvent convenir. — Quels sont
les évacuans qui doivent être employés. — Purgatifs des anciens. — Purgatif anti-glaireux. —
Comment les purgatifs opèrent. — Ils ne causent point de colique. — Ils n'échauffent point.

— Comment ils rafraîchissent. — *Causes* de
la chaleur brûlante, de la soif ardente, des
mal-aises, des redoublemens de la maladie, et
de tous accidens. — Répugnance contre les purgatifs. — Cause de ce qu'ils n'opèrent point.
— Ce qui est arrivé à l'auteur, à son épouse,
à son enfant. — Il est mis en question si cette
méthode renferme une découverte. — Pourquoi
elle ne produit point un bien plus général. —
Beaucoup de personnes peuvent, avec cette
méthode, être leur propre médecin.

DÉNOMINATION *des* MALADIES, page 110 à 112.
    Il n'y a qu'une MALADIE qui attaque diver-
sement la santé et la vie.

MALADIES *du* TRONC, page 112 à 167.
    Vers. — Convulsions. — Affection nerveuse.
— Fièvres. — Hydropisie. — Maladie de poi-
trine. — Pleurésie. — Fluxion de poitrine. —
Asthme. — Rhume. — Enrouement. — Toux.
— Cathares. — Vomissement. — Vomique. —
Empyème. — Palpitation. — Syncope. — Éva-
nouissement. — Hoquet. — Indigestion. — Tiraillemens d'estomac. — Faim canine. — Hémorragie. — Colique. — Cholera. — Diarrhée.
— Lienterie. — Dyssenterie. — Ténesme. —
Épreintes. — Constipation, ventre paresseux.
— Vents. — Tympanite. — Hémorroïde. — Néphrésie. — Graviers. — Pierre. — Ischurie. — Incontinence d'urine. — Strangurie. — Dysurie.
— Diabetes. — Hernie. — Descentes de matrice. — Chûte d'Utérus, ou vagin. — Chûte
de l'anus. — Jaunisse. — Embonpoint. — Pléthore — Consomption.

MALADIES *de la* TÊTE, page 167 à 185.
    Céphalalgie. — Migraine. — Folie. — Apo-
plexie. — Léthargie. Paralysie. — Épilepsie.
— Mouvemens convulsifs. — Affections des

oreilles, des yeux, de la bouche, des dents. — Polype. — Visage couperosé. — Esquinancie.

MALADIES des EXTRÉMITÉS, page 185 à 206.

Douleurs rhumatismales, fixes, ambulantes, périodiques. — Sciatique. — Crampes. — Goute. — Tumeurs. — Dépôts. — Squire. — Cancer. — Sarcocel. — Obstructions — Abcès. — Ulcères. — Exostoses. — Ankiloses. — Humeurs froides. — Panaris. — Plaies dégénérées. — Gangrène. — Amputation.

MALADIÉS du SEXE, page 206 à 227.

Puberté. — Retour d'âge. — Règles supprimées. — Règles immodérées. — Fleurs-blanches. — Quand les règles n'empêchent la purgation. — Femmes enceintes. — Accouchemens laborieux. — Soi-disant lait épanché. — Nourrice.

MALADIÉS des ENFANS et ADOLESCENS, page 227 à 252.

Nouveaux nés peuvent être purgés. — Dentition — Mauvais alaitement. — Glandes de croissance — Pissenlit. — Saignement du nez. — Poux. — Teigne. — Crises. — Petite Vérole. — Inoculation. — Vaccine. — Rougeole. — Coqueluche. — Croup. — Répugnance enfantine.

MALADIE de la PEAU, page 252 à 258.

Sueur continue — Sudorifiques. — Gale. — Dartres. — Taches. — Erésipèle.

MALADIE VÉNÉRIENNE, page 258 à 272.

Ses traitemens ordinaires. — Son traitement curatif par la purgation.

VIRUS EN GÉNÉRAL, page 272 à 274.

Les Virus, ou les humeurs corrompues ne sont point susceptibles d'une analyse chimique où elles séjournent.

ABREVIATION de cette MÉTHODE, page 275 à 299.

Au résumé ; il n'y a qu'une MALADIE interne, qu'un procédé curatif. — Partition du corps humain. — Premières voies. — Voies basses. — Division des évacuans en vomi-purgatif et purgatif. — Tableau de la Santé. — Couleurs des humeurs. — Ordre des évacuations. Article 1er. — Article 2. — Article 3. — Article 4.

RÉFLEXIONS communes *aux quatre* ARTICLES, page 299 à 302.

Conditions inhérentes aux malades pour le succès de leur traitement.

REMARQUES *sur les* EVACUANS, page 302 à 304.

Elles sont semblables sur les Etiquetes.

DOSES *des* EVACUANS, page 304 à 313.

Nombre d'Evacuations qu'elles doivent produire.

OBSERVATIONS communes aux EVACUANS, page 313 à 317.

Il faut augmenter les doses trop faibles, diminuer celles qui se trouveraient trop fortes. — Erreurs populaires à cet égard.

BOISSONS *avec les* EVACUANS, page 318 à 321.

Moyens de modérer l'action d'une trop forte dose de Vomi-purgatif. — Les Emétiques en général ne sont pas des poisons par leur nature.

LAVEMENS, page 321 à 324.

Cas où ils conviennent.

RÉGIME *ordinaire et particulier aux articles* 3 et 4, page 324 à 328.

Boissons après les effets des doses et durant la maladie. — Propreté et soins particuliers des malades.

PRISE *des doses* EVACUANTES, page 329 à 330.

Le peu de préparation qu'elles exigent. — On peut les prendre à toute heure.

INTRODUCTION.

Si la *CAUSE* des maladies, celle que l'Auteur de la Nature a répandue dans tous les êtres créés, était généralement reconnue, telle qu'elle existe, et que nous l'expliquons, et qu'on voulut employer, pour la détruire, les moyens que la Nature présente elle-même au discernement, la vie seroit beaucoup plus longue, et beaucoup plus agréable qu'elle n'est, pour une nombreuse portion de la population, qu'une mort prématurée enlève, trop souvent après que ces victimes ont enduré les plus longues et les plus pénibles souffrances. On craindrait moins les Maladies en général; on redouterait peu celles que le préjugé fait réputer incurrables ou mortelles; enfin, avec les moyens et les précautions que nous indiquons, une énorme quantité de personnes maladives passeraient la vie à l'abri de longues douleurs, et ne mourraient que de vieillesse, comme celles qui sont les plus favorisées par la santé.

L'origine de la Médecine doit remonter à l'époque de la création. Le premier homme n'a point dû passer sa vie sans avoir éprouvé des douleurs, ou sans avoir été malade. N'eût-il que changé sa manière de vivre pour l'accommoder à son nouvel état; n'eût-il agi que d'après ce que le pur instinct de la conservation inspire, il aurait fait un acte de médecine. La science médicale est cultivée depuis un temps immémorial. Mais, quels progrès a-t-elle faits par rapport à la curation des maladies? La terre porte de nos jours comme dans les temps les plus reculés, une peuplade d'infirmes, et les maladies enlèvent, comme autrefois, une immense quantité de jeunes êtres, tandis que la mort n'est naturelle qu'à la vieillesse, d'après les lois de la Nature. Certes, la Médecine est beaucoup plus éloignée de son but et des moyens curatifs que le vulgaire ne le croit. On a toujours disserté sur les maladies; et, toujours, on a été muet sur leur véritable *Cause*. Comme si on ne voulait jamais guérir, on méprise continuellement les moyens qui peuvent atteindre ce but.

Il a été un temps où tout le monde était médecin, où, ce qui revient au même, il n'y avait point de Médecins en titre. Dans ce temps-là, les malades, qui n'étaient pas guéris par les propres ressources de leur nature, par les soins de leur famille ou de leurs amis, et qui, par conséquent, tombaient en état de maladie chronique, étaient exposés aux carrefours des rues, sur les places publiques, en tous lieux fréquentés. Les passans s'arrêtaient à leur aspect, les interrogeaient sur leurs souffrances ou affections, et leur indiquaient des traitemens. (Comme de nos jours, chacun veut être médecin, et chacun croit son opinion la meilleure.) Dès qu'on avait pu attribuer, soit du soulagement, soit une guérison quelconque à quelques remède ou traitement nouveaux, on en faisait l'inscription à la suite de ceux déjà connus, sur une table destinée à cet usage, qui restait exposée à la vue du public, pour être consultée au besoin. Telle était alors la bibliothèque médicale.

HIPPOCRATE paraît être le premier qui s'est occupé spécialement de la Médecine. Il voyagea pendant nombre d'années, particulièrement dans les pays où la méthode d'exposer les malades, et de recueillir les différentes recettes médecinales était pratiquée. Il copia toutes les inscriptions qu'il trouva. Il en fit un recueil; et, avec ce qu'il mit du sien, il composa un corps d'ouvrage, le premier qui eut encore paru en ce genre. La nouveauté lui concilia de nombreux admirateurs, et lui fit bientôt décerner le titre de prince de la Médecine. Dès-lors, Hippocrate

eut une foule de disciples, mais qui, en suivant
sa doctrine, ne furent pas aussi heureux que lui ;
car, par un décret du Sénat d'Athènes, ils furent
bannis de toutes la Grèce. De ce moment, la
Médecine fut comme éteinte pendant environ
deux cents ans, au bout du quel temps, Chrysipe s'érigea en Médecin. Il se moqua de la Médecine d'Hippocrate, et la tourna en ridicule
dans ses écrits. Mais le même Sénat intervint
encore, et sur la question de savoir si l'on sui-
vrait la méthode d'Hippocrate, ou celle de
Chrysipe, il rendit une loi qui proscrivit l'une
et l'autre. Voilà encore les Médecins interdits
pendant plus d'un siècle. Aristrate, réputé avoir
guéri un Roi, acquiert de la réputation et de
grands biens ; il meurt laissant des disciples qui
n'ont point succédé à son bonheur ; car il leur
fut fait défense de pratiquer et d'enseigner la
Médecine sous peine de la vie. Anthonius Musa
parut sur la scène ; il y joua un grand rôle
pendant quelque-temps, au point qu'on lui éleva
une statue ; il finit par être lapidé, et son cadavre fut traîné dans la boue. Les Médecins,
épouvantés, n'osèrent reparaître de longtemps ;
ils reparurent, mais ce fut pour être encore
chassés.

Doit-on blâmer les Gouvernemens qui ont

employé des moyens aussi acerbes contre de tels
Médecins, et ont empêché qu'on exerçât un art
purement conjectural, ou sans principe, avec
la même assurance que s'il eût été établi sur
les fondemens de la vérité ? Est-il croyable que
si ces Médecins eussent proclamé la *cause* des
maladies, et employé les moyens de la détruire,
ils n'eussent pas désarmé la prévention, en supposant qu'elle pût exister contre un art dont le
but et l'objet sont de guérir comme de prolonger la durée de l'existence humaine, quand elle
est menacée par la maladie ? N'est-il pas évident
que s'ils eussent pratiqué d'après les besoins que
la Nature manifeste dans l'état de maladie, ces
mêmes Médecins auraient au contraire provoqué
l'attention, la reconnaissance et la protection
de leurs Gouvernemens, par les guérisons
qu'ils auraient opérées ? Les hommes ont été
ce qu'ils seront toujours à cet égard : il leur est
difficile de ne pas céder à l'évidence des faits.
Mais leur donner, comme un bienfait et pour
remèdes aux maladies, le fer, le feu, la glace,
la privation des alimens, l'effusion du sang,
les opérations les plus douloureuses, le poison
même, c'est le comble de l'aveuglement; et il
faut être en délire pour faire de bonne-foi un
pareil présent.

Hippocrate savait écrire , et c'est son érudition qui a fait son principal mérite. Malgré ses nombreuses contradictions et ses erreurs , nous le revérons pour le bien qu'il a fait. Du reste , il n'avait que de très-faibles lumières sur l'art qu'il a exercé , et beaucoup trop faibles , sans doute , pour un prince des Médecins. Il ne connaissait point la circulation du sang, qui n'a été découverte ou reconnue que bien longtemps après lui. Il n'en reconnaissait pas davantage l'importante, ou l'absolue nécessité , puisqu'il l'évacuait à toute outrance, jusqu'à défaillance ou à l'*eau rousse*. Il ignorait la *cause* des maladies, et il n'avait que peu de notions sur la pharmacie. Il se dirigeait au hasard ; ce qui sera toujours , tant qu'un principe vrai ne sera point la base fondamentale de toute entreprise.

GALIEN arriva cinq cents ans après la mort d'Hippocrate. Il en fit revivre la doctrine pour couvrir la sienne ; car, c'était aussi avec le fer, le feu et la saignée à toute outrance qu'il attaquait la vie des pauvres malades. Qui sait quelle disgrace lui serait arrivée dans la suite ? A quelque chose malheur est bon : une épidémie se déclare meurtrière ; moins confiant dans sa science que dans le moyen qu'il employa pour se sauver du péril, il abandonne ses amis dans leur malheur commun, et retourne dans le pays qui l'a vu naître. Galien, a part ses erreurs, a mérité la reconnaissance de la postérité, en donnant des instructions sur diverses productions médicamenteuses, et sur leurs préparations.

Quoi qu'il en soit, et malgré que l'Histoire confirme la vérité des faits dont l'abrégé vient d'être retracé, Hippocrate, prince des Médecins, que certains hommes révèrent jusqu'à l'idolatrie, et qu'ils ont presque divinisé ; et Galien, que d'autres regardent comme un second flambeau de la Médecine ; malgré encore que les rivaux, les antagonistes et les partisans de ces deux hommes ayent, tour-à-tour, figuré en première ligne dans nos écoles, comme dans le monde, par leurs pratiques, leurs leçons et leurs écrits, quelle bâse la science a-t-elle reçue ? On lui a ôté, ou on n'a jamais voulu reconnoître ce qu'elle a de naturel et de positif. Qui peut la compliquer et la rendre abstruse, si ce n'est le charlatanisme, la cupidité, l'erreur ou les préjugés des hommes qui l'exercent ?.....

L'anatomie, pratiquée avec le plus grand succès depuis plus d'un siècle, a cependant répandu une telle clarté sur la *cause* des maladies, qu'il ne reste aucun doute sur sa nature et son origine, ni sur ses effets productifs de la *cause*, de la mort prématurée. Comment se peut-il que les connaissances anatomiques n'ayent encore servi qu'à la chirurgie, et sans que la Médecine aye fait beaucoup pour la guérison des malades ? Sans doute, qu'à la faveur de ces connaissances, la Chirurgie est portée à un haut degré de perfection. Nous avons en conséquence un très-grand nombre d'habiles Chirurgiens qui opèrent *sûrement*, *promptement* et *agréablement*. Ils sont bien précieux à la société, puisqu'ils lui rendent journellement de nombreux services, mais, combien ils lui en rendraient davantage, si leurs opérations étaient soutenues par la mise en pratique du principe vrai que la Nature leur indique ! Et combien n'éviteraient-ils pas de ces opérations, en les prévenant par l'emploi de moyens analogues aux indications qu'ils reconnaîtraient toujours, s'ils jugeaient aussi sainement la source qui produit, qu'ils connaissent bien la partie qui reçoit : que de douleurs et d'angoisses ils épargneroient en conséquence à une portion doublement infortunée de la classe des malades ! L'opération de la main donne une issue aux matières qui ont formé un dépôt ; elle extirpe un corps étranger ou nuisible ; elle ôte ce qui incommode ; elle remet à sa place ce qui a été déplacé. Mais tous ces avantages ne sont qu'une partie de l'art de guérir ; il ne peut être complet qu'en pratiquant d'après la *cause* des maladies. Ce n'est qu'en détruisant cette *cause* qu'on empêchera qu'il se forme un autre dépôt en remplacement de celui qui a été opéré, ou que la gangrène ne revienne au membre qui, pour cette affection, a déjà été amputé, et ainsi des autres cas chirurgiques, subordonnés pour leur guérison radicale, aux principes de la Médecine curative. Que la chirurgie médicale préfère le sentier de la vérité au vaste champ des conjectures, de ce moment le domaine des maladies lui est dévolu.

Comment expliquer cette contradiction de nos Médecins anatomistes, dont les ouvrages servent pourtant de guides aux Praticiens? Ils viennent de nous dire qu'ils ont vu par l'inspection anatomique, les viscères et les entrailles des morts obstrués, abcédés, gangrenés, pourris, desséchés, crispés, racornis, et la plupart des vaisseaux dans le même état ; et ils nous affirment aussitôt *que les Causes prochaines et immédiates des maladies seront toujours très-cachées, que la recherche de ces causes est plus propre à induire en erreur qu'à éclairer, et qu'on ne peut parler que des causes antécédentes et éloignées !....* N'ont-ils pas voulu voir clair, ou ont-ils fait serment de cacher la vérité? Et quelle autre *cause* que celle que nous expliquons dans cet Ouvrage; a fait aux viscères les lésions ou blessures mortelles qu'on y trouve? Il n'est donc que trop vrai, qu'on ne s'occupe que des causes occasionnelles des maladies, et que personne ne dit jamais rien de leur *cause* interne, celle qui fait ressentir le mal ou la douleur, et produit les ravages ou les désordres qui amènent la mort.

Pour pratiquer l'art de guérir avec succès, il faut avoir reconnu la *Cause* des maladies, et celle de la mort prématurée. Il faut se rendre compte de ce qui fait au malade éprouver le mal dont il se plaint. Il faut reconnaître la source de cette *cause* de douleur, avec ses émanations et leurs développemens; en prévoir les suites ou les effets, et les prévenir. Il faut avoir reconnu ce que c'est que la chaleur étrangère qui prend naissance dans les corps et devient si ennemie de la santé et de la vie. Il faut, enfin, bien connaître ce qui cause intérieurement tous les maux, toutes les douleurs, toutes les souffrances, et, en un mot, tous les accidens qui sont arrivés, ou peuvent survenir à un individu malade; et il faut savoir délivrer entièrement la Nature, sans lui laisser le soin ou la charge de se guérir elle-même, et sans lui porter aucune atteinte; car tels sont les vices ou les défauts des méthodes médicales qui vont être attaqués avec les armes de la Raison.

Sans avoir reconnu la *Cause* des maladies, et sans les moyens de la détruire, l'art n'a point de base, et la Nature est sans secours. On le demande aux malades : ont-ils quelquefois été entretenus sur quelques-unes des *Causes* qui viennent d'être citées? Quand ils demandent du secours, ou la guérison de leurs maux, leur explique-t-on la *cause* qui les fait ressentir? La pratique seule a pu faire reconnaître ce principe à feu PELGAS, puisqu'aucun livre de l'art n'en fait mention. La propre pratique de son successeur corrobore tous les jours la sienne, et démontre que les Médecins qui n'ont pratiqué que d'après des systêmes, n'ont opéré sciemment la guérison d'aucun malade. Il n'a donc encore existé que très-peu de *guérisseurs*; car on ne peut détruire que par hasard ce qu'on ne connaît pas. Le praticien, qui a reconnu la *cause* des maladies, et les moyens de la détruire, a peut-être atteint le sublime de l'art; car il peut souvent appercevoir s'il y a ou non possibilité d'ôter à la Nature ce qui l'incommode, pour rendre la circulation libre, et la santé au malade.

Délivrons-nous, s'il est possible, de nos anciennes et mauvaises habitudes, pour n'insister que sur la cause matérielle de nos maladies. Ap-

prenons à l'attaquer en temps propice pour en
triompher sûrement, autant que la Nature nous
laisse encore des ressources. Personne n'ignore
que nous sommes tous mortels, et que, contre
la mort naturelle, il ne peut y avoir de remède. Mais, par la conséquence même de
cette vérité, la mort peut être contre nature
ou prématurée ; et c'est contre la *cause* de celle-
ci, la même que celle des maladies qui la précèdent, que notre raison peut s'exercer.

EXPOSÉ

DE LA

CAUSE DES MALADIES,

ET DE LA

CAUSE DE LA MORT PRÉMATURÉE.

DE tous les animaux créés, l'homme est un de ceux qui jouissent de la plus longue vie; mais il est généralement le plus assujéti aux maladies.

La cause de la vie, ou le principe de l'animation, est sans doute un des impénétrables secrets du créateur; mais il a permis à l'homme de reconnaître le moteur ou la *cause* qui entretient cette vie, et la *cause* qui la détruit, soit par la conséquence d'une durée suffisante, ou relative à son principe, soit prématurément, par l'effet progressif de la maladie, et à tout autre âge que celui de la vieillesse.

L'Auteur de la Nature a donné aux êtres créés la faculté de se reproduire. Ce ne doit pas être une indiscrétion, ni davantage une inconvenance de dire qu'il fût résulté, de cette faculté, un excès de population, s'il n'avait point mis des bornes à la durée de la vie de chacun. Il a donc déterminé, dans sa divine sagesse, le volume du contenu d'après la dimension du contenant. Son ineffable bonté nous favorise au point de nous faire voir que ç'a été en jettant dans la composition de tous les êtres un germe de corruption et de corruptibilité transmissibles, qui pût produire ses effets en tous temps, en tous lieux, en toutes circonstances, à toutes époques, qu'il a prévenu cet excès de population. Chacun des êtres créés a donc, dans ce qui le compose, une portion de cet agent destructeur, puisque tous sont mortels. L'homme la porte avec soi, sans, le plus souvent, s'appercevoir de sa malignité. Les individus qui ont le plus beau teint, les jeunes, les forts et les plus robustes en peuvent être plus atteints, quoiqu'avec des apparences du contraire, que les pâles, les faibles et les vieux. Les uns naissent avec des humeurs plus corruptibles, ou plus corrompues que les autres; ceux-ci sont souvent malades; ils vivent rarement jusqu'à un âge avancé, à moins que leur constitution ne se bonifie dans la suite.

Nul ne contestera que nos solides ne soient subordonnés à nos fluides. Tout le monde peut savoir que ces deux parties constituent notre être matériel. Distinguons, parmi ces fluides, l'espèce qui est destinée à l'entretien de notre existence, et l'espèce qui peut devenir l'instrument de notre destruction, comme étant la plus corruptible par son essence. En donnant la vie à ses créatures, Dieu les a assujéties à prendre des alimens, pour fournir à l'entretien de cette vie. Examinons l'emploi qu'en fait notre nature, et comment ils se divisent par l'effet ou le travail de la digestion.

La première partie de nos alimens, ou, ce qui revient au même, leur huile, ou quintessence, sert à former ce que l'on appelle le *chyle*. Ce liquide se filtre, comme il est dit plus loin, dans la circulation, pour entretenir la quantité de sang nécessaire à la substance de toutes les parties de notre individu, et pour réparer les pertes que ce fluide fait continuellement.

La seconde partie, trop grossière pour être convertie en chyle, forme, d'une première portion, la *bile*, le *phlegme*,

I　　　　　　　*

ou l'eau, ou fluide humoral, qui peuvent passer dans la circulation; et, d'une autre portion, une matière visqueuse, ou la *glaire*, qui demeure attachée ou collée aux parois internes du canal intestinal, et de l'estomac.

La troisième partie, comme n'étant propre à rien, s'évacue sous le nom de matière fécale, ou déjections journalières.

Les matières humorales, sont, sans contredit, aussi naturelles que le sang; mais c'est parmi elles que repose ce germe de corruption, qui, par le développement et les accroissemens qu'il peut recevoir, comme nous le démontrerons, s'oppose à l'éternité de notre existence, et en abrège la durée naturelle, ainsi qu'on en remarque les effets, souvent même durant la maladie, et plus sûrement, et plus sensiblement, après la mort. Si nos humeurs n'étaient pas corruptibles, elles ne seraient point excrémentielles; si elles n'avoient pas ce caractère et cette nature, elles ne s'évacueroient point par les voies des déjections, soit naturellement, soit que pour cet effet elles soient provoquées; elles ne seraient pas non plus la cause de la puanteur qu'on leur trouve toujours relative aux progrès de leur dégénération; et elles ne communiqueraient pas à la matière fécale

le plus ou moins de mauvaise odeur qu'on
lui remarque si souvent.

Admettons que nos humeurs sont saines, tant que nous sommes dans l'état de
santé, dont nous avons fait le tableau;
mais reconnaissons, et n'oublions jamais
que si, quoique déjà gâtées, elles ne nous
font point souffrir, elles sont plus ou moins
avancées en corruption, dès l'instant où
nous ressentons la douleur, ou que nous
ne sommes plus dans une situation en tout
conforme au tableau dont nous venons de
parler, car il est incontestable que la cause
existe toujours auparavant l'effet. Si elles
nous causent du mal, si elles interrompent,
ou si elles suppriment quelques-unes de
nos fonctions naturelles, c'est parce qu'en
se corrompant, ces matières perdent, par
là dépravation qu'elles ont éprouvée, leur
nature douce et bienfaisante de laquelle
nous avons reçu la santé, que nous ne pouvons recouvrer sans le rétablissement de
cette même nature d'humeurs. Ces matières
deviennent donc, en se corrompant, ou
après qu'elles sont corrompues, *âcres*,
ou mordicantes, *chaleureuses* à l'excès, ou
brûlantes, ou *corrosives*, quelquefois
très-pourrissantes, et quelquefois sans chaleur et sans âcrimonie sensibles, quoique
n'étant pas moins dépravées dans ce dernier

cas que dans ceux qui précèdent. C'est dans
cet état de dégénération, et par leur action mordicante, qu'elles causent tous les
maux, ou toutes les maladies qui peuvent être remarqués, et qu'elles résistent
aux efforts de la Nature, qui ne peut plus
s'en délivrer, par rapport au genre de té-
nacité que ces matières ont reçue de la
corruption.

Après avoir indiqué la source des maladies, il nous reste à en signaler les émanations.

Cette *âcreté*, cette *chaleur brûlante*,
ou *corrosive*, cet instrument, enfin, qui se
forme de lui-même, dans la corruption,
pour nous faire des blessures mortelles,
se compose d'une partie de la masse des
humeurs, partie exprimée du tout. Nous
donnons à cette sorte de matière le nom de
sérosité; on peut l'appeler *fluxion*, parce
que, très-limpide et des plus subtiles, elle
est susceptible de fluer, comme en effet
elle a flué sur la partie où la douleur est ressentie. Elle flue, parce qu'elle se filtre
comme le chyle dans les vaisseaux, et y
circule comme le sang. Cette *fluxion*, et
la partie fluide en général des humeurs,
sont la *cause* de la maladie du corps humain, ou si l'on veut, de toutes les maladies
soumises à l'art de guérir.

Par leur trop long séjour dans les cavités, les humeurs corrompues empoisonnent les entrailles et les viscères qui les contiennent; aidées de la *sérosité*, qui, plus les humeurs sont putréfiées, plus cette *fluxion* brûle, corrode et détruit promptement, la mort termine l'existence des malades; et toujours, par pourriture, ulcération, gangrène des parties qui ont été le principal siège de la maladie, ou par desséchement ou engorgement des fluides, en arrêtant la circulation du sang, ainsi que l'inspection anatomique le prouve, et en laisse voir tous les détails.

CAUSES OCCASIONNELLES

DES MALADIES.

Tous les effets ont leurs causes. En parlant de celle des maladies, de celle de la mort prématurée, et de celle de la mort, qui est naturelle, parce qu'elle est celle de la vieillesse et la volonté même du créateur, nous avons dû faire comprendre ce qui fait éprouver la douleur, et tranche le fil des jours, tant de celui qui meurt jeune,

que de celui qui meurt dans un âge avancé.
Nous allons tâcher d'expliquer une grande
partie des causes occasionnelles des maladies, et particulièrement celles qui produisent la *cause efficiente*, qui vient d'être
développée.

Une des causes corruptrices de nos humeurs, la plus ordinaire ou la plus générale, c'est la respiration d'un air chargé
d'exhalaisons puantes, ou corrompues;
telles que celles qui sortent des souterreins
empoisonnés, des fosses, et cloaques où il
il y a eu pourriture, ou décomposition de
parties animales. On remarque qu'il y a
beaucoup de malades après une longue sécheresse, et des chaleurs extrêmement pro-
longées; cela doit être, puisque, dans ces
circonstances, l'athmosphère s'empoisonne,
en pompant la corruption, que produisent
généralement les bas-lieux. Le près voisinage des marais, des lacs, des étangs, et
de tous autres lieux, où l'eau est vaseuse
ou stagnante, est à redouter, comme pouvant porter la corruption dans nos humeurs.
Les brouillards épais, ou chargés de mauvaise odeur, sont souvent très-nuisibles.
On a remarqué une grande quantité de malades dans les campagnes où il se formait,
à certaines époques, une quantité extraordinaire de chenilles. Le voisinage des fo-

rêts, les contrées couvertes de bois, de haies, ou futaies, les bords des rivières sont toujours plus avoisinés de malades que les plaines. L'approche d'une personne malade auprès de laquelle on respire, le séjour des hôpitaux, la fréquentation des grandes réunions seraient très-préjudiciables, si la salubrité des lieux qui les renferment était négligée. Une habitation humide, ou qui n'est point aérée ; le repos pris sur une terre boueuse, humide, ou mal sainé, sont autant de causes corruptrices de l'air respiré, qui toutes les fois qu'il est chargé de miasmes corrupteurs, manque rarement de porter la corruption dans les humeurs de ceux qui, en le respirant, en subissent l'influence. N'oublions pas, pour nous garantir autant que possible du danger dont ils nous menaceront toujours, les alimens altérés, ou corrompus.

Le contact est une autre cause corruptrice. Dans ce cas, la corruption s'insinue par les pores absorbans, à travers la peau, et se porte sur les humeurs fluides que contiennent les vaisseaux, et, successivement, sur toute la masse humorale, dans les cavités, comme dans les voies de la circulation. Cette corruption s'exsude du malade qui la communique, par la même voie que celle par laquelle le nouveau malade en fait l'acquisition. Ainsi se communiquent tous les virus, ou les affections contagieuses, telles que la galle, les dartres, les maladies vénériennes, les scrophules, la rage, etc. Tous les virus peuvent prendre naissance, et se former dans les humeurs corrompues; s'il n'en était pas ainsi, où les aurait-il acquis celui qui, le premier, les a transmis ?

Il importe assurément bien peu de savoir comment, ou par quelle voie les humeurs d'un malade ont été corrompues. L'essentiel, et l'indispensable, pour se diriger contre la maladie, d'après un principe vrai, c'est de reconnaître qu'elle n'existerait point sans dépravation, corruption ou putréfaction de ces matières, et qu'elles peuvent, étant gâtées, causer toutes sortes d'accidens, et la mort même.

D'après la manière ordinaire de raisonner sur le dérangement de la santé, on confond la cause occasionnelle avec la *cause efficiente* des maladies; on parle beaucoup de la première, et on ne dit rien de la seconde. Que conclure de ce silence, et de ce que le médecin et le malade ne s'en entretiennent jamais, si ce n'est que la *cause* des maladies, et celle de la mort ne sont pas encore généralement reconnues. On fait figurer comme causes de maladies les divers accidens, les différens événemens qui sont arrivés aux malades, soit avant leurs maladies, soit pendant leur durée. Par exemple, on dit que le passage subit du chaud au froid est la cause d'une maladie. Sans doute que cette espèce de transition peut avoir produit une repercussion de la matière de la transpiration; mais c'est cette matière qui est la *cause* de la maladie; sa cause occasionnelle, qui, dans ce cas, est le froid survenu après le chaud, a tout au plus amené l'accident. Si le même malade n'avoit point été en ce moment dans un état de plénitude humorale, plus ou moins dépravée, il ne lui serait rien arrivé. Si j'en appelle à lui-même, il me dira que plusieurs fois il s'est autant exposé, sans que sa santé en ait été altérée.

On donne aux affections morales beaucoup trop d'attributions. Elles ne sont non plus que des causes occasionnelles de maladies; mais, quelques-unes seraient des plus dangereuses, si leur effet ou leur impression, ne cessaient pas en temps utile, ou si elles étaient sans remède moral; car il y a des cas où le moral influe très-désavantageusement sur le physique, comme il y en a où ce dernier peut fortement préjudicier à celui-ci. L'homme qui, par prudence, sagesse, ou faveurs de la fortune, peut éviter les causes occasionnelles, et dans beaucoup de cas, conséquemment, la *cause efficiente*, est, comme on le dit, un heureux mortel. Mais on peut lui prédire que ce bonheur le quittera, s'il n'a point un bon cœur pour secourir ceux qui n'ont pas comme lui la fortune en partage. Tous les hommes devraient savoir, et aucun ne devrait oublier, que nul ne peut abuser, ou mal user de ses avantages, qu'il ne s'en repente à l'avenir.

ERREURS

Sur la CAUSE *des* Maladies.

A l'exemple des anciens, les modernes ont pensé que le sang pouvait être la cause de beaucoup de maladies. Si l'on concevait mieux qu'on ne le fait, que la substance est le premier et l'indispensable besoin de la Nature, on saurait de même que c'est pour faire du sang que tous les animaux mangent. Il faut donc reconnaître, sous peine de nier une vérité importante, que toutes les fois que nous ressentons la faim, c'est la Nature en nous qui demande des alimens pour en faire de la substance, parce qu'elle n'en a plus assez pour se maintenir.

Quand il sera reconnu que le sang est le seul fluide qui nourrit toutes les parties qui composent le corps animal, on ne doutera plus que ce ne soit de ce même fluide que nous tenons la vie; ainsi que son mouvement circulaire l'entretient, par un effet contraire, quand il est arrêté, nous avons cessé d'exister. Le sang produit le véritable embonpoint, il est la force même, il rend joyeux, il donne la santé. Faute de reconnaître ces vérités, ou de comprendre que c'est à son abondance que nous devons tous ces avantages, on le suspecte de superfluité; tandis qu'il est sensible que la diminution de son volume cause la faiblesse, la tristesse, la maigreur, réduit à l'extrémité, comme il est palpable que la totale évacuation de ce fluide donne à l'instant le coup de la mort. Quand est-ce, enfin, saura-t-on que le sang ne fait qu'un avec la chair, les os, la peau, les esprits, et les différens fluides destinés par la Nature à favoriser les mouvemens des parties multipliées de la machine humaine? Il faut espérer que ce sera bientôt. Déjà l'on est revenu de cette pratique abominable, d'après laquelle on répandait le sang des malades, sans aucun ménagement. La saignée, jusqu'à défaillance, a peut-être plus détruit d'hommes que toutes les guerres et les épidémies ensemble. Mais, malheureusement, on marche lentement vers la vérité, surtout en médecine, et on croit encore que le sang cause des maladies.

Le sang est le fluide épuré par la Nature. Toujours il tend à son épuration, parce qu'il est le moteur de la vie. Ce principe circulaire n'est et ne peut être la cause d'aucune de nos souffrances, et encore moins, de la mort prématurée ; mais à proprement parler, il est, relativement à ce qu'on lui impute à tort, le *voiturier* des matières qui causent les maladies et la mort. Rappelant ici ce qui est dit dans l'exposé de la *cause* des maladies, page 4, que leur source est dans l'estomac et les intestins, que la partie fluide des humeurs, et la *sérosité* qu'elles produisent, se filtrent dans les voies de la circulation avec le sang, il n'en faut pas davantage pour démontrer que le sang tire également son origine du même ventricule Comme nous venons de le dire, ce fluide tend toujours à son épuration ; il ne s'allie donc à rien d'impur ; au contraire, il fait de continuels efforts pour rejeter ces matières ; et c'est parce qu'il les a déposées, que la maladie arrive. On peut dire qu'il choisit la partie du corps qui lui est la plus convenable pour dégager son mouvement, et de préférence, comme d'après les lois de la circulation, une cavité. Du lieu choisi pour ce dépôt, et du nom qu'on est convenu de donner à chacune des parties du corps humain, dérivent ceux qu'on est convenu aussi de donner aux maladies. Mais lorsque la corruption est assez forte, et la *sérosité* humorale assez corrosive pour arrêter tout-à-coup le cours du sang, le malade meurt sans qu'on ait eu le temps de donner un nom à sa maladie, ce qui est, dans tous les cas, bien moins nécessaire qu'il n'est important de prendre des mesures assez promptes pour éviter ce malheur, qui peut arriver également à la fin d'une maladie de longue durée.

Nous devons, d'après notre conviction, signaler comme une méprise des plus préjudiciables, l'espèce d'identité supposée des humeurs avec le sang. Il ne répugne pas moins à la raison d'admettre que ces matières soient l'origine, ou la cause première de ce fluide, mal connu de tous temps. Pour faire croire ce qui vient d'être nié, il faudrait qu'on prouvât que la lie soit la cause qui produit le vin; il faudrait aussi établir bien démonstrativement, qu'il y a identité entre le vin et la lie. Nous avons dit ailleurs que c'est pour faire du sang que l'on mange : si un épilogueur prétendait que ce fût pour des humeurs, on lui demanderait si c'est pour avoir des raisins écrasés et de la lie qu'on fait vendange. Les vignerons assureront toujours que le vin est la quintessence du raisin ; on leur dira que le sang est formé de la quintessence de nos alimens. Ils diront que ce qui sort du tonneau, après qu'on y a entonné le vin nouveau, est une excrétion qui ne peut être propre à faire du vin, ni de la lie ; on peut leur citer que les fécalités se composent de la portion des alimens qui ne peut être employée à faire ni du sang, ni des humeurs. Ils garantiront que la lie ne s'allie point avec le vin ; on leur alléguera que les humeurs ne s'allient point davantage avec le sang. Ils soutiendront que le vin écarte et rejette la lie pour se dépurer, et que c'est la lie qui, tant qu'elle existe avec le vin, fait *péter* les bouteilles , ainsi qu'elle fait *créver* le tonneau ; on leur soutiendra aussi que le sang, surchargé d'humeurs dépravées, ou de la *sérosité* qui en émane, fait continuellement des efforts pour se délivrer de cette matière héthérogène, et que c'est cette même matière qui cause dans la circulation tous les désordres qu'on y remarque, toutes les douleurs que nous éprouvons, toutes les maladies qui nous adviennent, et jusqu'à la mort, qui arrive, soit que nos humeurs corrompues ayent empoisonné nos viscères, comme le vin gâté endommage la barrique, soit que la *sérosité* âcrimonieuse qui émane de ces matières, ait arrêté la circulation du sang, en comprimant, resserrant, ou crispant les vaisseaux. Ils attesteront qu'après que le vin est entièrement délivré de sa lie, il ne se passe rien de contraire à l'ordre naturel dans les vaisseaux qui le contiennent; on conviendra, avec ces mêmes vignerons, que nous sommes en santé, tant que nos humeurs conservent leur saineté ordinaire; et que, par conséquent, il ne s'insinue dans les vaisseaux que des parties homogènes avec le sang, ou au moins des fluides qui ne le gênent point. Si on demandait pourquoi il y aurait des humeurs sans nécessité absolue de ces matières, on demanderait en réponse, pourquoi on ne fait point de vin sans lie? Nous pensons que la lie est utile jusqu'à un certain point, sans contester l'utilité des humeurs, tant qu'elles n'ont pas perdu leur pureté naturelle; mais, on peut toujours soutenir avec raison que ces matières, objets d'excrétion, comme la lie est excrémentielle, sont corruptibles comme la lie; et qu'étant dans l'état de putréfaction, bien loin d'être utiles, elles sont alors destructives de la vie et de ses causes motrices. On peut soutenir également avec énergie, et d'après la même persuasion, que le sang, d'une égale incorruptibilité que le vin, n'est corrompu qu'au moment où nous perdons la vie, ou après que nous l'avons rendue : donc il ne faut jamais évacuer le sang ; il faut expulser les humeurs, garder son vin et jeter sa lie. Si, pour sa santé, et pour la prolongation de ses jours, chacun voulait faire ce que fait le vigneron, il n'y a pas de doute que l'art de guérir serait dès-lors la plus bienfaisante de toutes les institutions ; car la santé est le plus beau trésor de la vie.

Nous devons reconnaître que tel est l'ordre de la Nature à l'égard de l'existence de tous les êtres créés, de la cessation de la vie, et de la reproduction de chaque espèce ; la partie saine, *cause motrice de la vie*, et l'agent corrupteur, *cause de la mort*, sont en présence. Ils se touchent de plus ou moins près ; ils agissent plus ou moins ostensiblement, l'une contre l'autre, et la victoire de la mort, plus ou moins balancée par le moteur de la vie, n'en est pas moins certaine Mais, aux hommes est imposé le devoir de défendre leur existence, lorsque la mort pourrait être prématurée. Dieu le permet, il le veut ; tâchons de reconnaître les moyens qu'il a donnés à cette fin, en disant à l'homme : Aide-toi, je t'aiderai.

Ce langage, si naturel, prendra-t-il faveur dans l'opinion de ces hommes qui semblent avoir pris à tâche de se faire illusion à eux-mêmes sur la véritable *cause* de leurs maladies ? Il faut leur présenter des causes qui n'ayent rien de repoussant. Par exemple, il ne leur répugnera point de s'entendre dire : Votre maladie est *sthénique*, ou, ce qui est au même, elle provient de trop de vigueur. Votre maladie est *asthénique*, ou, ce qui est la même chose, elle résulte de faiblesse. Voilà qui est consolant, même sous deux rapports : celui qui meurt de maladie *sthénique*, doit être par conséquent un mort vigoureux, ou bien il ne serait pas vrai que la mort fût le résultat des progrès des maladies ; à l'autre, dont la maladie provient, dit-on, de faiblesse, on peut lui faire espérer une révolution tellement heureuse, qu'au moment même des plus grandes craintes pour son existence, sa maladie se changera en *sthénique* ; ainsi, il attendra l'événement avec d'autant plus de sécurité, qu'il est de mode de ne point faire attention que la faiblesse

des malades ne dérive que de la *cause*
matérielle de leurs maladies, la même qui
leur ôte la vie, faute de l'avoir évacuée;
comme elle leur a enlevé la force, parce
qu'on ne l'a point expulsée dès le commencement de la maladie. Mais, ces malades
seraient vraisemblablement plutôt révoltés
que convaincus, si quelqu'un se permettait de leur expliquer la vérité. Ils ne con-
cevraient point que la maladie *asthénique*
n'a d'autre cause que celle dont on vient
de parler; ils n'admettraient pas davantage
que la maladie *sthénique* a pour *cause*
interne leurs humeurs fortement dépravées
ou putréfiées, qui, comme tels, ont produit une *sérosité* extrêmement âcrimonieuse ou brûlante; ni que cette *fluxion*
peut faire ressentir la douleur la plus violente, produire la fièvre la plus véhémente,
l'inflammation la plus caractérisée, l'irritation la plus forte, et tous les désordres
de ce genre, dont la cause a été attribuée
par des Savans à un excès de vigueur dans
l'individu attaqué de la maladie qu'ils ont
bien voulu appeler *sthénique*. Il est difficile d'ajouter foi aux assertions de ces auteurs, à moins d'avoir un esprit *sthénique*;
ils ne se les sont permises, sans doute, qu'en
jugeant d'après leurs efforts d'esprit, ou
parce qu'ils en avaient trop, et en en iden-

tifiant l'excédent avec le caractère des maladies inflammatoires.

TRAITEMENS ORDINAIRES

OU

Selon les systémes en vigueur.

En médecine, les systèmes sont des plus multipliés. Nous ont-ils rapprochés de la vérité ? Ne pourrait-on pas dire au contraire qu'ils nous en ont éloigné ?

Pleins de respect pour l'instinct du cheval marin, *inventeur* de la saignée, des médecins ont cru devoir imiter cet animal. Telle est la force des préjugés, que beaucoup de praticiens n'ont pu abandonner l'évacuation du sang, quoique bien pénétrés de ses désastres. L'erreur, ou la méprise des uns ; l'incertitude, ou l'irrésolution des autres, ont également insulté à la vie des malades, parce qu'aucun de ces praticiens n'a reconnu la *cause* des maladies, ni ce qui oblige le cheval marin à se déchirer la peau sur les roseaux aigus du Nil, qu'il habite. Cet animal ne veut pas se saigner, comme on l'a dit ; cela est si vrai, qu'effrayé de la perte de son sang, il se roule dans le sable pour l'étancher : peut-être est-ce moins pour cette dernière mesure, que pour se frotter encore, mais

plus doucement. Sans connaissance de la
cause des maladies, et par conséquent, en
ne se rendant point raison de ce qui s'introduit parmi le sang pour former les maladies de la peau, exciter les démangeai-
sons insupportables, qui font que certaines
gens se grattent jusqu'à faire venir le sang,
et causer en général toutes les autres incommodités, ils ont dit, et ceux qui n'en
savent pas davantage aujourd'hui, répètent
que l'on a du mauvais sang, ou que l'on
en a quelquefois trop, comme si les arbres
séchaient pour avoir trop de sève, ou si
ce fluide, qui leur donne la vie, les faisait périr; enfin l'erreur, à cet égard, est
dans presque toutes les bouches, et les
procédés, qui s'en ressentent, mettent dans
dans toute son évidence la faiblesse des
connaissances acquises jusqu'à nos jours.

Malgré tout ce que l'on peut dire de
raisonnable contre la saignée, il y aura
encore, pendant longtemps, des personnes
qui se laisseront séduire par le soulagement
trompeur, conséquemment préjudiciable,
qu'elle donne assez souvent, au risque de
le payer cher dans la suite; il en pourra
être, à cet égard, comme des spéculations
de ceux qui, en courant la chance de mourir de faim plus tard, préfèrent jouir ac-
tuellement, plutôt que d'économiser pour

le temps où ils seront vieux, ou lorsque la Nature ou le hasard, cesseront de leur être aussi favorables que par le passé. Pour un soulagement de vingt-quatre heures, on abrège ses jours de dix ans, ou on s'expose à passer le reste de sa vie dans un état valétudinaire. Il est incontestable que la sortie du sang des vaisseaux est accompagnée d'une portion de la *sérosité*, et du fluide humoral, et que c'est à l'évacuation de cette portion de matières, causes efficientes de la douleur et de tous désordres dans la circulation, que l'on doit le soulagement momentané que la saignée procure; c'est cette partie fluide des humeurs qui, selon le degré de dépravation de la masse entière, donne au sang cet aspect qu'il présente dans le vase qui l'a reçu des veines, après une saignée faite, et fait encore dire et débiter, que le sang est gâté, mauvais, échauffé, brûlé, âcre, épais, noir, et autres assertions qui devraient perdre leur soutien, au seul apperçu du produit d'une saignée, après qu'il est refroidi, car on voit distinctement la partie sanguine et la partie humorale, alors séparées l'une de l'autre. On a bien été autrefois dans la ferme persuasion que le pus était formé par le sang, ou, ce qui revient au même, que le sang de ceux qui avaient des abcès,

des plaies ou ulcères, se tournait en pus.
Il faut espérer que toutes les erreurs existantes disparaîtront, comme celle-ci a fait
place à la vérité. Le sang peut être chargé
de matières gâtées, qui peuvent le gâter
aussi ; et les ressources de l'art sont inu-
tiles et sans efficacité, quand le moteur de
la vie est corrompu, puisqu'au moment où
notre sang est arrivé en cet état, nous
perdons, ou nous avons perdu l'existence.

Les sangsues suppléent la saignée. Il y
a beaucoup de gens qui les croyent moins
meurtrières. On débite qu'elles tirent le
mauvais sang. On leur suppose donc le
goût dépravé ? Les sangsues sont bien la
plus pernicieuse trouvaille qui ait été faite.
Un des inconvéniens les plus grands qui en
résultent, c'est de mettre dans les mains de
tous une arme meurtrière, d'autant plus
que chacun en use sans discernement comme
sans ménagement. Non-seulement l'effet
des sangsues est le même que celui de la
saignée, par rapport à l'évacuation du sang,
mais, en outre, il survient souvent des accidens à la place de leurs morçures ; elles
fixent au mieux la *fluxion* sur la partie
affectée, et rendent la maladie presque toujours incurable. On a vu des ulcères de
différens genres, qui avaient succédé à la
piquûre de la sangsue. Déjà, peut-être,

dit-on, que cette sangsue était venimeuse. On se trompe encore, si on a cette pensée; c'est au contraire parce que les sangsues exercent une lésion à la partie qui les a reçues, lésion que l'on peut comparer à celles qui résultent de causes externes, telles que coups, chûtes, blessures quelconques. Il y a donc des circonstances où le sang d'un individu, surchargé en conséquence d'humeurs corrompues, saisit l'occasion d'une issue dans le tissu des chairs, pour expulser la surabondance des matières. La Nature établit un ruisseau, à la faveur du débouché qu'on lui donne; pour le tarir, et pour éviter les accidens que sa source peut causer dans les parties où elle est située, il faut employer les moyens curatifs que nous indiquons à l'article des dépôts et ulcères.

Quant à l'occasion de chûtes, coups, blessures de toutes espèces, on pratique l'évacuation du sang, soit par la lancette, soit avec les sangsues, en vue de remédier à ces accidens, ou d'en éviter de subséquens, on n'est pas plus fondé en raison d'en agir ainsi, que de répandre le même fluide dans les cas de maladies internes, car on ne peut admettre qu'il y ait des circonstances où il soit possible de prolonger la vie en affaiblissant son moteur,

2

parce qu'il y aurait toujours contradiction,
et plus particulièrement encore au moment
où la même existence est déjà menacée par
ces mêmes accidens de cause externe. On
objectera que la saignée fait revenir la connaissance à celui qui l'a perdue par une
forte impression de cette cause externe, et
qu'elle modère les douleurs qui en résultent. Pour remplacer ce moyen, et obtenir des effets meilleurs, par les mauvais
que l'on écarte, on peut, pour le premier
cas, employer les alkalis ou les acides en
aspiration; ils produisent, comme on le sait,
de bons effets; quelques liquoreux-spiri-
tueux donnés intérieurement, relèvent la
circulation de son abattement; le blessé ou
l'évanoui, éprouve, mis chaudement dans
un lit, un rétablissement de transpiration,
ou une transudation accélérée qui, en dé-
semplissant les vaisseaux, favorisent le rétablissement de la libre circulation; tous ces
moyens, ou autres analogues, employés
ensemble, produisent l'effet que l'on desire. Dans le second cas, la même transpiration, par les mêmes moyens, dégage
la circulation gênée, et soulage en diminuant la tension des parties membraneuses
ou nerveuses; si les déjections journalières
sont en retard, il est bon de les provoquer
avec des lavemens; la purgation peut être

nécessaire pour expulser les humeurs qui, ébranlées, déplacées ou en état de corruption, peuvent causer la fièvre, l'inflammation, l'augmentation de la douleur, ses redoublemens, ou tous accidens graves.

On dira que le vide fait dans les vaisseaux, au moyen du sang que l'on a tiré, soit par la lancette, soit avec les sangsues, favorise la circulation interceptée par l'action de la même cause externe. On sait bien que ç'a toujours été le grand vide que la saignée peut faire dans l'instant, et qui favorise nécessairement le rapprochement des parties trop distendues, qui a mis l'effusion du sang en vogue. Mais, il serait trop malheureux qu'on ne pût obtenir de soulagement qu'aux dépens de sa propre existence, et que les douleurs ne fussent calmées qu'en perdant la faculté de les ressentir.

On ne peut être trop réservé sur l'emploi des narcotiques, dans ce cas, comme dans les maladies provenant de cause interne, où ils semblent être indiqués, parce qu'ils n'ôtent point la souffrance, et qu'ils sont dangereux, par la seule raison qu'ils annullent le sentiment, et font ainsi accroire qu'ils calment la douleur. Laissons les calmans en général à la médecine palliative.

2 *

On soutiendra que la saignée, ou les sangsues, délivrent du sang meurtri ou caillé.
Qu'on veuille bien ouvrir les yeux, pour
observer s'il sort, comme on le dit, du
sang caillé ou meurtri. Il est sûr que c'est
le meilleur sang qui sort, et que le mauvais, si mauvais il y a, reste dans les vaisseaux. Il est également certain que l'affaiblissement de la circulation, opéré par la
perte de sang, s'oppose à ce qu'elle puisse
raréfier ce même sang, et l'expulser par
les voies des excrétions. Une tasse de bon
vin vieux, coupé avec un peu d'eau, dans
laquelle on a fait bouillir un peu de ca-
nelle et fondre du sucre, est un breuvage
qui donne du ton, ou de l'action aux vaisseaux, et produit sûrement des excrétions,
à la faveur desquelles le sang se dépure :
autrement il peut être forcé de déposer. Ce
breuvage ne conviendrait point dans le cas
d'une forte fièvre ; la purgation, pour en
expulser la *cause* humorale, doit lui être
préférée, sauf à la donner après la fièvre
détruite. On est persuadé que l'ouverture
de la veine ou l'usage des sangsues, sont
un préservatif contre tout engorgement ou
dépôt à l'intérieur, qui, dans la suite, auraient, dit-on, lieu sans cette précaution ;
mais le gros bon sens indique que pour
prévenir un dépôt, il faut évacuer, d'avance,

les matières qui peuvent être employées à le former : or, la saignée n'ayant point ce pouvoir, puisqu'elle peut au contraire les favoriser, c'est donc dans ce cas, comme dans tous les autres, par erreur, qu'on la pratique, ou qu'on l'a suppléée par les sang-sues.

Si, indubitablement, l'évacuation du sang est un fléau de la médecine ancienne et moderne, il y en a d'autres qui ne sont pas moins à redouter.

Le mercure, pour quelque raison, et de quelque manière qu'il soit administré, est toujours un des plus grands ennemis de l'existence humaine. Il sera parlé plus longuement de ce minéral, en dissertant sur les maladies vénériennes.

Le quinquina cause une infinité d'accidens, presque toujours irrémédiables. Il en sera cité plusieurs exemples, en parlant des fièvres intermittentes et autres maladies. Cette espèce de tonique ne peut prendre faveur que dans la pensée de ceux qui ne trouvent pas la cause de l'atonie dans la *cause* des maladies, qu'ils sont encore loin d'avoir reconnue.

Les bains sont presque toujours pernicieux; si les mauvais effets en étaient bien connus, on ne se permettrait que le bain de propreté; disons mieux : on se laverait,

et on ne se baignerait pas. C'est une erreur
de croire que nous puissions, sans danger,
mettre notre corps infuser, soit à chaud,
soit à froid.

N'est-il pas vrai, qu'un instant après l'im-
mersion dans le bain chaud, les veines
deviennent plus saillantes, et que cet état,
par rapport à elles, croît rapidement ?
Sans doute que les vaisseaux qu'on ne voit
pas, se gonflent comme ceux qui sont ap-
parens, et que les gros comme les petits,
subissent la même loi. Pourquoi cette
augmentation de volume des vaisseaux,
si ce n'est, d'abord, la chaleur de l'eau qui
les dilate, et ensuite, la dilatation qui
leur fait contenir une plus grande quantité
de fluide qu'ils n'en renfermaient auparavant; parce qu'elle en a aggrandi le diamètre ? Un savant nous dira que c'est le
calorique qui fait le surcroît de plénitude,
comme il a produit la dilatation; mais nous
n'en soutiendrons pas moins que cette surabondance provient de la masse des humeurs fluides, répandues dans toutes les
voies de la circulation, qui la déchargent
à fur et à mesure que l'infiltration se fait, à
la faveur de la dilatation produite par la
chaleur du bain. C'est où repose la source du
sang que se trouve celle des humeurs, c'est-
à-dire, dans les entrailles; et nous avons

expliqué comment le fluide en général est
distribué à toutes les parties du corps. L'é-
vanouissement qui arrive à beaucoup de
personnes dans le bain, ne peut avoir d'autre cause que la présence d'une trop grande
quantité d'eau venue de l'intérieur, qui
gêne la circulation du sang et menace de
l'intercepter. Retiré du bain, on remarque
que les vaisseaux reprennent insensiblement
leur état naturel ; les gros comme les petits
se rétablissent dans leur dimension habituelle. Il n'est pas douteux que l'absence
de la chaleur ne fasse cesser la dilatation ;
une température opposée resserre les vaisseaux ; le sang refoule la portion de fluide,
qui doit retourner vers sa source ; mais il
est rare qu'il n'en soit point autrement,
parce que la *sérosité*, qui a pu, à l'aide des
vaisseaux les plus déliés, s'infiltrer dans le
tissu des chairs, sur les membranes ten-
dineuses et nerveuses, jusqu'au périoste
et le corps osseux, peut rarement se raréfier ; trop abondante ou très-âcrimonieuse,
elle s'arrête sur quelques-unes de ces parties ; c'est pour cela que, pour ainsi dire
toujours, ainsi qu'on le remarque fréquemment, les douleurs auxquelles on a cru
pouvoir opposer avec succès les bains
chauds, ont augmenté, ainsi qu'elles ont
pu être suivies de toutes sortes d'accidens,

quelquefois si prochains que plusieurs malades sont restés perclus au sortir du bain,
ou qu'ils sont morts, parce que la plénitude humorale a arrêté tout à coup la circulation du sang qui n'a pu vaincre la
résistance. Ces événemens doivent être à la
connoissance des théoriciens en *calorique,*
comme ils sont à celle de beaucoup de personnes; or, prétendront-ils que la matière
de la chaleur en soit la cause ? Sans doute,
puisqu'ils nient jusqu'à la présence des humeurs dans les vaisseaux. Les illusions
trompent, mais les faits éclairent et ne
trompent jamais.

Le bain froid, comme on le sait, produit un effet opposé au bain chaud; il resserre tellement les vaisseaux qu'à peine s'il
paroît une veine sur le corps. Il renvoie
donc vers leur source les humeurs fluides
existantes dans les vaisseaux au moment
où l'on se met dans ce bain. Si le retour
de ces fluides ne peut se faire, ne faut-il
pas que le sang cesse de circuler, et que la
compression des vaisseaux tue le malade,
ou qu'elle occasionne de graves accidens ?
En supposant qu'il ne se fasse point d'engorgement dans la circulation, il faut donc
qu'il y ait épanchement en quelque part,
car il y a surabondance en raison de la ré-
duction du diamètre des plus gros comme

des plus petits vaisseaux ; et c'est particulièrement dans ceux-ci que la sérosité s'arrêtera, faute de pouvoir se raréfier. De là,
les accidens de toute nature que l'on a à redouter du bain froid.

Sous quelques rapports que l'on envisage
les effets de ces deux bains, on ne voit que
danger dans leur usage. Vainement vou-
drait-on produire une dilatation des vaisseaux, et une transudation d'humeurs par
le bain chaud, et donner du ton aux parties par le bain froid, la vérité est qu'ils ne
peuvent qu'invétérer les douleurs, maladies, ou affections quelconques, et les
rendre incurables, sur-tout si l'usage de ces
bains a été longuement suivi. Et comment
pourraient-ils être curatifs, font-ils sortir des
corps les matières qui causent les maladies ?
Ces moyens comme tant d'autres, ont été
mis en pratique faute d'avoir reconnu la
cause des maladies, et comme si on avait
fait vœu de s'éloigner de la Nature, tandis
qu'il faut s'en rapprocher le plus près possible.

On fait encore un grand fonds sur les
eaux minérales. C'est un moyen généralement dispendieux, qui, par conséquent,
ne peut convenir qu'aux malades riches ;
mais, toutefois, ce n'est qu'un palliatif,
qui ne fait de bien qu'autant qu'il est pris,

comme sujet de récréation, ou comme objet de diversion. C'est ordinairement après
avoir traité un malade pendant long-temps,
et quand le domaine de la médecine phar-
maceutique a été à-peu-près épuisé, qu'on
l'envoie aux eaux. C'est une sorte de stratagême qu'un médecin qui a reconnu la
cause des maladies, et les moyens de la
détruire, n'approuvera point, parce qu'il
lui est démontré que si, dès le commencement de la maladie, on eût employé les
moyens curatifs que la Nature nous offre,
on auroit guéri le malade en huit ou dix
jours; on lui eut par conséquent évité, avec
ses souffrances, non seulement un long
voyage, mais la peine de boire une si
grande quantité d'eau, la plupart du temps
sans avoir soif.

Les spécifiques font encore l'espoir des
amateurs du merveilleux, de ces gens qui
ont le malheur de ne point *vouloir* comprendre la *cause* des maladies, même après
qu'elle leur a été démontrée. Il est vrai que
le plus grand nombre de ces remèdes ne
fait ni bien ni mal; qu'ils ne sont point difficiles à administrer, et ne contrarient point
les malades. C'est tout ce qu'il faut pour
qu'ils ne s'en rebutent point : ils les accom-
pagnent au tombeau, mais on s'endort
devant ce péril imminent. Quelques-uns de

ces spécifiques, parmi ceux qui se vendent
assez cher, et dont la base n'est que du poison, ne manquent pas de partisans parmi
les gens qui se piquent de savoir, parce
que la chimie a fini par les convaincre
qu'on peut empoisonner hardiment, malgré
cependant qu'il soit plus raisonnable d'é-
vacuer le poison. Ils admettent en principe
qu'un poison détruit l'autre, et voilà les
viscères du pauvre malade tranformés en
laboratoire de chimie. Nombre d'auteurs
de spécifiques ont souvent été traités de
charlatans. Hélas, combien de fois ils par-
tageaient cette qualification avec ceux qui
la leur donnaient, et qui, en effet, la mé-
ritaient plus qu'eux! Beaucoup de gens en
penseront ce qu'ils voudront, mais il y en
a beaucoup aussi qui croient que ces remèdes n'auraient jamais eu une grande cé-
lébrité sans un privilège pour les vendre,
ce qui, en apparence, les rendait beaucoup
plus efficaces. Habitué par principes à rechercher la *cause* de tous les effets, nous
avons trouvé que les charlatans ne sont nés
que de l'insuffisance de la médecine. On
remarque fréquemment que certains per-
sonnages ont plutôt fait un charlatan, qu'ils
n'ont guéri un malade; ce qui suppose
moins d'efforts d'imagination. Si on voulait, enfin, reconnaître la *cause* des ma-

ladies et les moyens qui existent pour la détruire, il n'y aurait plus ni charlatanisme, ni charlatans, point de dupes, et moins de victimes, parce qu'il ne serait point possible d'en imposer au public éclairé.

La manie de rechercher des remèdes attaque depuis long-temps les esprits, et elle n'est pas encore près de se passer. On a cru, à une certaine époque, les végétaux, et même les minéraux trop pauvres pour en fournir assez; la curiosité s'est portée sur les animaux, et jusqu'à leurs excrémens, tout a été analysé, et mis à profit. La fiente de brebis pour la jaunisse; celle de cheval contre la pleurésie et la colique; la fiente de porc, intérieurement, pour arrêter les hemorragies; le scarbot-fouille-merde, intérieurement, contre la goute et la pierre; le hérisson, en décoction, contre le pissement involontaire; la fiente humaine pour l'esquinancie, les fièvres, la goute; les poux, avalés au nombre de cinq ou six, pour guérir la fièvre, et contre la suppression d'urine; la fiente de loup, pour la colique; les punaises, pour guérir la fièvre, contre la suppression d'urine, pour faire sortir l'arrière-faix; la fiente de vache contre la colique, la pleurésie, pour dissiper le gravier, pour effacer les taches du visage; enfin, mille autres sottises de cette force ont été successivement données et reçues pour des découvertes précieuses! Telles sont la force de l'esprit, et la faiblesse du jugement !...

Admettre qu'il puisse exister des remèdes spécialement propres à la curation de chaque maladie, c'est supposer que les maladies soient différentes les unes des autres, par rapport à la *cause* de chacune. C'est comme si on disait que les maladies sont autant d'animaux carnassiers, qui viennent à nous pour nous dévorer, si nous ne les nourrisons point, et que nous n'éviterons ce malheur, qu'en donnant à ces bêtes l'aliment qui est au goût particulier de chacune. On sent tout l'embarras, quand on réfléchit qu'il en est des milliers, dont les goûts sont différens. Les yeux de beaucoup de gens ne voient que la superficie des choses, et voilà la source d'une fourmillière d'erreurs.

L'usage des rafraîchissans, pratiqué en vue de combatre la chaleur étrangère, qu'il ne faut pas confondre avec la chaleur naturelle, ne peut rien contre la première, et c'est un puissant ennemi de la seconde. On raisonne tout autrement, après qu'on a reconnu la cause de la chaleur brûlante, ou excessive, qui est indiquée pages 5 et 6. Les absorbans en général, peuvent diminuer l'âcrimonie des humeurs ; les calmans en peuvent modérer la fougue et l'effervescence ; ces deux systèmes peuvent soulager momentanément les malades ; mais ils établissent en eux un volcan, qui ne sera pas moins dangereux, parce que son éruption aura été retardée. Cette pratique n'est donc propre qu'à retenir les malades en langueur pendant nombre d'années auparavant de mourir, parce qu'elle ne décharge point la nature de ses impuretés.

Ce n'est pas raisonner sagement que de faire languir la Nature, en mettant les malades à une diète outrée, en refusant des alimens quand elle en demande, et lorsque le malade en peut prendre. Faute d'alimens dans l'estomac, les *veines lactées*, dont on parlera plus tard, filtrent des humeurs corrompues, qui vont surcharger le sang et emplir les vaisseaux. Voilà une des principales causes occasionnelles de la pâleur, de l'œdême, de la maigreur, du desséchement, et de toutes déperditions qui anéantissent infailliblement la cause de la vie, et précipitent les malades au tombeau.

On voit que le domaine de la médecine a toujours été exploité comme celui de l'astrologie. L'esprit s'élance à perte de vue, parce qu'il n'y a pas de point de départ, ou parce qu'on l'a méconnu. Il en

sera toujours de même, tant qu'on ne res-
tera point attaché au principe fondamental,
et la divagation enfantera continuellement
des curiosités scientifiques, sans utilité.

L'électricité fut encore un des moyens
que vanta, dans le temps qu'elle fut découverte, la commune renommée, dont la
trompette tirait son embouchure de la nouveauté, comme des phénomènes que mon-
trèrent les expériences. On s'avisa d'élec-
triser ceux dont les maladies laissaient
appercevoir un engorgement circonscrit.
La commotion produisit des effets assez
singuliers sur des sourds, des paralytiques
et autres. Plusieurs s'en sont trouvés considérablement soulagés; on a même dit
qu'il y en avait eu de guéris. Parut, après,
le fameux Mesmer, qui convertit l'électricité en magnétisme. Cet homme instruit,
bon physicien, doué de grands talens, et
né avec beaucoup de sagacité, n'ignorant
rien, excepté les principes de l'existence
humaine, les fonctions vitales, animales et
naturelles, et la *cause* des maladies qui
lui étaient assurément fort étrangères; mais,
persuadé qu'il pouvait faire des miracles,
ou des choses surprenantes, et sur-tout
guérir les malades, sans être médecin, et
même sans remède, ce qui eût été le plus
beau. Connaissant l'esprit humain, il n'a

pas pris ses prosélytes parmi la populace ; il a su choisir des savans, des demi-savans, (c'était le plus grand nombre) des gens à caractère, habitués à dire de grandes choses, et à n'en faire souvent que de très-médiocres, entre autres, un écrivain brillant, qui a bien voulu prodiguer son talent, au point d'aller chercher, dans l'autre monde, le grand Newton et Descartes, pour leur assimiler le célèbre Mesmer, en assurant que les guérisons du magnétisme sont inséparables de la pesanteur de l'air et des calculs de l'astronomie. Assurément qu'un tel prôneur a bien mérité des magnétiseurs, ainsi que des amateurs du beau et du merveilleux. Un des grands prosélytes de Mesmer, fut le comte de ...., qu'on suppose avoir opéré soixante guérisons par les effets du magnétisme, constatées par des certificats bien légalisés. Il est malheureux qu'ils ne prouvent pas, malgré leur légalisation, l'authenticité des faits ; ils ont été signés, ou délivrés, précisément dans le temps du traitement magnétique, tandis que la prudence, comme la bonne foi, exigent qu'il soit laissé un intervalle convenable pour avoir la certitude du radical des guérisons, dont on ne peut être bien assuré qu'après un délai au moins d'un an. C'est une précaution que devraient tou-

jours prendre ceux qui sont avides d'attestations écrites; elle ne serait certainement
pas négligée par un praticien, qui ne pré-
fèrerait à ces attestations, la commune renommée, la seule qui soit libre et à l'abri
des influences de l'importunité. Les guérisons par le magnétisme ne sont point
assez vraisemblables pour que leurs auteurs
s'exemptent de cette formalité indispensable. M. le comte de .... commença donc
à prouver les heureux effets du magnétisme
animal par la résurrection d'un petit chien,
qui n'était pas mort, qui avait seulement
été étourdi par une chûte; ensuite pàr la
guérison d'un officier tombé d'un coup de
sang, l'ayant même guéri des blessures qu'il
s'était faites en tombant, dans l'espace de
dix jours (ce qui pouvait s'opérer sans le
secours du magnétisme.) Cet homme, savant dans l'art de guérir, à la faveur du magnétisme animal, a aussi guéri un enfant
de deux ans, soi-disant épileptique; un
autre, âgé de quatre mois, aussi épileptique (chose sinon incroyable, au moins
très-étonnante, puisqu'on ne peut reconnaître le caractère de cette maladie que
dans un âge plus avancé.) Si tous les enfans qui ont des convulsions dans les premières années de leur existence, étaient
épileptiques, l'épilepsie serait un fléau plus

généralement répandu : ce qui n'a heureusement point d'exemple, et laisse au moins appercevoir combien on serait dupe d'accorder sa confiance à des certificats qui ne reposent point sur l'exacte vérité. Les magnétiseurs parlent bien d'un fluide, qui existe réellement, et produit des effets surprenans dans les corps malades ; mais ils ne sont point assez instruits, en apparence, pour en donner la définition, ni en citer l'origine. Ils mettent souvent en convulsion les malades qu'ils magnétisent, et ils ne peuvent y mettre ceux qui se portent bien ; il n'en disent point la raison, et laissent croire qu'ils ne la connoissent pas ; ils plongent les malades dans l'assoupissement, sans expliquer ce qui cause le sommeil. Ils dérangent le cours des esprits, et excitent dans leurs malades des rêveries qu'ils ne définissent point. En 1784, les magnétiseurs obtinrent du Gouvernement qu'il serait nommé une commission pour juger de l'existence et de l'utilité du magnétisme animal. Cette commission fut choisie parmi la classe des Académiciens et des grands Médecins ; mais comme l'objet de cette découverte paraissait heurter la Médecine de front, et même devoir l'abolir, en guérissant tous les malades sans remèdes, les Médecins craignant apparemment la chûte de leur état et de celui des apothicaires, dont ils ont dû prendre les intérêts; ne voulurent ni voir, ni entendre les beaux phénomènes du magnétisme animal, et ils firent un rapport qui ne fut point favorable aux magnétiseurs. Ceux-ci se sont récriés contre cette commission de savans qui n'a point voulu concevoir les effets du magnétisme, et dans leur colère, ils ont blâmé les médicamens employés par les Médecins, sans toutefois en citer les mauvais effets, car il ne paraît pas qu'ils fussent de grands Pharmaciens. Ce qui a pu faire un grand tort à la réputation des magnétiseurs, c'est qu'ils ne savaient pas se guérir eux-mêmes, ni guérir davantage ceux qui leur appartenaient; ils avaient recours à la Médecine avec plus d'empressement encore que ceux qui ne possédaient point leur sublime science. Il paraît que le magnétisme animal est aussi végétal, puisque les magnétiseurs prétendent magnétiser les arbres, et que ceux-ci magnétisent les malades. Suivant la déclaration unanime des écrivains, qui ont donné leur opinion sur le magnétisme, il paraît que tous ces phénomènes, si miraculeux, se réduisent aux effets de l'électricité répétée jusqu'à l'entière résolution des fluides qui causent la maladie qui a été le sujet du magnétisme.

C'est parce qu'il en est ainsi, que beaucoup de malades, après avoir reçu la commotion, tombent, les uns dans l'assoupissement, les autres en convulsion, et d'autres éprouvent tous autres effets, que les
magnétiseurs appellent des crises, quoiqu'aucune évacuation ne s'en suive, et malgré que crise et avacuation soient, dans
ce cas, deux mots sinonimes. Ces effets se
bornent donc à la dissolution et résolution
de la portion de fluide humoral qui repose
dans la partie affectée, et qu'ils font rentrer dans la voie générale de la circulation.
Ils peuvent donner aux malades des sou-
lagemens, comme ils peuvent exciter le
mal, selon la direction ou la position que
prend la *fluxion;* mais, certes, ils ne
peuvent guérir, parce que les maladies
n'étant causées que par des matières, les
malades ne peuvent être guéris que quand
la Nature en est entièrement délivrée. Si
on voulait reconnaître la *cause* des maladies et les moyens de guérir, on n'aurait
point recours à de semblables puérilités,
et on n'attacherait pas plus de prix à la découverte de GALVANY. N'est-il pas temps
enfin que l'homme sorte de cet état de léthargie qui le réduit à avouer et répéter sans
cesse que ce qu'il connaît le moins, c'est
lui-même ? Et quand pourra-t-on cesser de

dire que les gens qui d'ailleurs ont beaucoup d'esprit, sont ceux qui, en médecine, repoussent plus fortement les vérités
évidentes ?

Tant qu'on ne traitera les malades que
par topiques, qu'on ne les médicamentera
que par dehors, on ne prouvera point que
l'on connaisse bien le dedans, et on ne
guérira jamais de rien. Comment peut-on
espérer le rétablissement de la santé d'un
malade, ou de lui sauver la vie par l'apposition sur la partie souffrante, de tous
ces ingrédiens dont en général se composent les topiques, lorsque tout le monde
en connaît assez le résultat pour savoir
qu'on ne peut être sustenté par l'application d'alimens extérieurement, ou sur le
ventre ? L'effet est le même, et la comparaison juste.

Parmi ces topiques, il en est un qui est
souvent utile, mais dont on abuse encore
plus souvent, parce qu'on lui donne plus de
propriétés qu'il n'en a : c'est l'emplâtre VE-
SICATOIRE. La propriété, ou l'effet de cet emplâtre, est d'atirer à lui la *fluxion* qui circule dans les vaisseaux avec le sang, dont
une portion est rassemblée ou déposée sur
une partie quelconque, et occasionne la
souffrance ou l'accident survenu, ainsi
qu'elle peut détruire un organe plus ou

moins promptement. Le mérite de cet emplâtre est par conséquent de détourner et
déplacer cette *sérosité*, ou de l'empêcher
de séjourner où le sang l'a déposée, ou à
l'endroit où elle s'est rassemblée, et de la
changer de place. Mais ce topique, qui ne
fait que changer la fluxion de place, n'en
peut évacuer la totalité par sa force attrac-
tive, ou ses vessies exsutoires, et encore
moins expulser les matières contenues dans
les cavités d'où cette fluxion tire sa source.
C'est pour cela que les emplâtres vésicatoires ne sont qu'un auxiliaire du traitement
général, et que celui-ci doit être continué,
ou conduit comme si on n'avait point fait
usage de ce topique. C'est une erreur de
l'apposer à la place où la couleur est fixée,
et même sur un voisinage trop près; on
peut la reconnaître aisément. Puisque ce
topique attire à lui la *fluxion*, c'est évidemment en surcharger la partie où on le
pose, au lieu de la délivrer de la portion
qui y est épanchée. On se trompe donc,
si, à l'occasion d'une douleur dans la poitrine, on met un vésicatoire entre les
épaules, ou sur les vertèbres, ou sur le
sternum, selon que cette douleur est fixée
vers l'une de ces parties, en vue d'attirer
l'humeur en dehors. On devroit savoir qu'il
n'y a point de communication de la peau

qui enveloppe notre corps, avec les parties contenues dans l'intérieur des cavités. Il en doit être de même pour les affections des yeux, des oreilles, et autres parties de la tête; c'est aux bras que ces emplâtres doivent être appliqués, et non à la nuque, ou derrière les oreilles, comme on le fait ordinairement. Contre les maladies graves de toute l'habitude du corps, les jambes et même quelquefois les cuisses, sont les places indiquées. La violence des douleurs, ou le péril qui menace le malade, détermine si on apposera aux deux bras, ou seulement à l'un; aux deux jambes, ou à une seule. On est toujours libre d'appliquer successivement le second emplâtre. Il est entendu qu'il n'y a point de cas, au moins ils sont infiniment rares, où l'on doive en appliquer aux deux extrémités, supérieures et inférieures, dans le même moment. Plus long-temps les emplâtres restent posés, plus ils attirent de *fluxion ;* on ne doit les lever que lorsque le malade ne peut plus les endurer. C'est alors que la *sérosité,* ainsi attirée, le fait cruellement souffrir, par sa chaleur brûlante, ou son âcrimonie, que l'on peut juger de la malignité de cette matière, et conséquemment reconnaître, avec la nécessité d'en délivrer le malade, les dangers que sa vie a courus jusqu'au moment où cette por-

tion si nuisible des humeurs, a pu être
retirée des parties organiques et motrices
de cette vie menacée. Non seulement il
ne serait point raisonnable d'ôter les emplâtres auparavant qu'ils eussent opéré,
mais ce serait, dans beaucoup de cas,
préjudicier aux malades. On a vu un malade garder les emplâtres pendant dix jours,
sans en rien ressentir ; ce n'a été qu'après
ce temps qu'ils ont pris, et qu'ayant déplacé la *fluxion*, qui s'opposait à toute déjection, qu'il s'est opéré une crise, c'est-à-
dire, des évacuations considérables, qui
ont remis ce malade sur pied, de doublement désespéré qu'il était. Dans le
cas d'un tel retard, il peut être utile, à
l'appui de ces emplâtres aux jambes, d'en
apposer de nouveaux sur les cuisses. Il est
probable que lorsque les emplâtres ne prennent point, et que le malade meurt, c'est
parce qu'il avait le corps intérieurement
gâté dès le moment où ces emplâtres ont
été apposés ; par conséquent on peut croire
le danger imminent, si dans l'espace d'environ seize heures, les emplâtres ne se font
point sentir. Les emplâtres levés, on peut,
si on le juge à propos, les réapposer pour
vingt-quatre heures encore, ou plus ou
moins, après avoir fait écouler l'eau que
les vesssies peuvent contenir. Enfin, après

qu'ils sont définitivement levés, on panse les plaies, ainsi qu'il est d'usage. La continuation du traitement de cette méthode, abrège beaucoup la longueur ordinaire de ces pansemens. Quand il est nécessaire de faire porter pendant long-temps un emplâtre vésicatoire à un bras, à l'occasion de maux rébelles, soit aux yeux, soit à d'autres parties de la tête, il faut prendre garde que le séjour de cet emplâtre n'altère le bras, soit en lui ôtant sa substance, soit parce que la *fluxion* qu'il fixe sur cette partie, la desséche. Dès que l'on s'apperçoit de cet effet, il faut apposer un autre emplâtre au bras opposé, et supprimer le premier. On remarque parfois que l'âcreté des vésicatoires se porte au col de la vessie, au point d'arrêter le cours de l'urine. Dans ce cas on est obligé de lever l'emplâtre; et on le réappose après que le malade a uriné. On observe qu'il y a beaucoup d'exemples que l'âcreté des vésicatoire se communique à la masse des fluides, et qu'un plus long usage causerait de grands préjudices aux malades. Si cette méthode était exactement suivie, on aurait rarement besoin de recourir aux vésicatoires; dans tous les cas, on ne doit les apposer sans de suffisantes raisons, puisque

3

ce moyen n'est point véritablement curatif, et parce qu'il est douloureux.

On emploie différens procédés à l'extérieur, tels que cautères, sétons, sinapismes, et autres topiques, dans les vues de faire diversion ; mais c'est toujours comme si on tirait par les branches l'arbre qui a de profondes racines ; il ne cédera point, si on ne l'attaque directement : ces moyens peuvent seulement convenir à la médecine palliative, dont il est parlé, page 63.

DIVISION DES TEMPÉRAMENS.

La division des tempéramens en bilieux, sanguins, ou autrement, ainsi qu'elle a été faite, a donné naissance à une erreur dans laquelle beaucoup de praticiens sont tombés. Ils ont prétendu que les sanguins sont particulièrement ceux qui sont exposés à avoir trop de sang. Tous les êtres ont chacun leur constitution, sans doute. Un individu peut avoir plus de sang que celui qui est d'un volume ou d'un poids égal. Un autre peut avoir plus de bile, plus de phlègme, plus de glaires, plus d'humeurs enfin que son pareil. Mais il est aussi vrai que celui qu'on appelle sanguin, n'a de

sang que ce qu'il lui en faut pour l'entretien de sa constitution, qu'il est constant
que quiconque subit une perte de ce
fluide en éprouve une détérioration, ou un
affaiblissement dans sa constitution, et sa
santé, ainsi que la durée de sa vie en est
abrégée. Nier cette vérité serait proclamer
que la Nature aurait été incertaine dans sa
marche, et cesser de reconnaître qu'elle
est plus sage que l'homme. On s'est cru
autorisé à accorder une surabondance de
sang aux individus qui ont le visage très-
rouge, et susceptible de devenir plus rouge
encore par quelqu'exercice, ou quelqu'impression sur leur constitution, soit physique, soit morale. On se croit fortifié
dans cette opinion, lorsqu'en outre l'individu laisse entrevoir une gêne dans la
circulation des fluides, ou quelqu'engorgement, ou des maux de tête, ou des
étourdissemens, des saignemens de nez,
lorsque, par exemple, une femme éprouve
des règles immodérées, ou des pertes san-
guines. Il faudrait reconnaître pour, s'accorder avec la Nature, que si le sang de
ces personnes était pur, il n'éprouverait
aucune gêne pour circuler. Il faut reconnaître aussi que ce qui cause cette gêne,
et les désordres qui peuvent s'ensuivre, c'est
une substance acqueuse; appelons la chose

par son nom ; c'est de l'eau telle que celle
qu'on mêle avec le vin rouge, sans pour
cela que sa couleur et sa substance en
soient trop sensiblement altérées. Cette
eau est la plus limpide de la partie fluide
des humeurs. C'est le plus souvent, la *sérosité* humorale qui agit, et il n'y a pas
de doute, quand il y a chaleur excessive,
ou lorsqu'il survient des engorgemens, des
gonflemens, des pertes, douleurs, ou accidens quelconques. Ces sortes de tempéramens ne sont pas les meilleurs; et
si ces individus cèdent au torrent de l'o-
pinion, ils perdent beaucoup de sang; ils
deviennent bientôt cacochymes, asthma-
tiques, hydropiques, appoplectiques. Si
au contraire, ils mettaient la vérité à la
place de l'erreur et du préjugé, ils con-
serveraient le moteur de leur existence;
ils le purifieraient et se prolongeraient la
vie, en se mettant à l'abri des accidens qui
la leur ravissent dans un âge peu avancé.
L'être le moins favorisé, sous le rapport de
la santé, est souvent celui qui est le plus
bilieux, ou le plus humoral, et qui a reçu
cette constitution avec quelques vices dont
ses père et mère, ou la femme qui l'a
nourri, ont été plus ou moins entachés.
Il se trouve alors exister avec un germe de
corruptibilité des plus susceptibles de dé-

veloppemens, par sa disposition à recevoir
l'impression des causes corruptrices; exposé en conséquence à être souvent malade, ou à n'avoir qu'une vie de courte durée. La mère, d'après la volonté immuable
du Créateur, transmet à son enfant, formé
de ses fluides, la cause de sa non éternelle
existence. Si la mère est malade, soit que
l'impureté des humeurs du père ayent gâté
les siennes, soit autrement, l'enfant en reçoit la maladie, avec sa cause susceptible
de tout développement : voilà la source
des infirmités attachées à l'existence physique de beaucoup d'individus. C'est d'a-
près ces considérations, qu'on ne peut
trop recommander à l'homme et à la
femme, de s'assurer préalablement de leur
santé, auparavant de s'unir en mariage ;
et c'est à quoi on fait trop peu d'attention.
Les mêmes motifs doivent les diriger à
toutes les époques, et durant leur union.
Ce n'est pas quand l'un des époux est malade, et encore moins lorsque tous deux
ne sont point en santé, que la cohabitation voulue par le mariage doit avoir
lieu. Ceux qui l'effectuent ne réfléchissent
point; ils cèdent à un sentiment purement
animal; ils ont oublié, ou repoussé la
raison, pour se laisser éprendre de la pas-
sion des brutes, sans songer que les con-

séquences en sont des plus pernicieuses, tant pour leurs enfans que pour eux-mêmes, ainsi qu'il vient d'être dit, et qu'il est enseigné dans l'exposé des causes occasionnelles des maladies.

COUP-D'OEIL ANATOMIQUE

Sur les Fonctions du Corps humain.

La connaissance des fonctions du corps humain, ne peut que jeter un jour extrêmement avantageux sur la *cause* des maladies, et elle est des plus utiles pour l'intelligence de tout ce qui sera dit sur la marche de leur traitement. On distingue ces fonctions en vitales, animales et naturelles. La circulation du sang, celle des esprits, ou l'action du cerveau, et la respiration, appartiennent aux premières. Les mouvemens que notre corps exécute, et l'exercice de nos sens, aux secondes. La digestion, la nutrition, la filtration, l'accroissement, la génération, et les déjections, aux troisièmes. Les deux premières sont subordonnées à celle-ci, car, si les fonctions naturelles ne peuvent plus se faire, les vitales et animales ne tardent point à cesser aussi. C'est de cette dernière fonction que nous allons nous occuper, mais seulement pour ce qu'elle a de rapports à notre sujet. On sait, et nous l'avons dit, que le Créateur nous a assujétis à prendre des alimens pour l'entretien de notre existence, faute desquels nous péririons de faim ou d'inanition.

La *bouche* et les *dents* font le travail de la *mastication* (mâcher). La *langue*, aidée du *pharynx* (entrée de l'œsophage), et de l'*œsophage* (conduit de l'estomac), opère la *déglutition* (avaler). L'*estomac*, qu'ici nous comparons à un sac, reçoit les alimens par son orifice supérieur appelé *cardia*, pour en faire la *digestion*; ainsi préparés pour servir à la *nutrition* (action de nourrir), les alimens descendent dans les intestins par le *pylore* (orifice inférieur de l'estomac).

Le *canal intestinal* est un long tube, que l'on divise en six parties, appelées *boyaux*, ou *intestins*. Les trois premiers sont les *grêles*, ainsi nommés comme étant plus petits que les autres. Le premier des grêles, contigu au pylore, est nommé *duodenum*, le second *jejunum*, et le troisième *ileum*. Le premier des gros boyaux s'appelle *cœcum*, le deuxième *colon*, et le troisième *rectum*. A ce dernier est adjoint un muscle nommé *sphincter*, pour fermer et ouvrir l'*anus*, à l'effet de retenir et laisser sortir, par sa dilatation, les déjections journalières. Les intestins font nombre de plis et replis sur eux-mêmes, dans l'*abdomen*, ou bas-ventre. Ils sont contenus par des attaches, des membranes et des viscères.

Les *veines lactées* sont de petits vaisseaux, ou filets creux, qui naissent des tuniques internes des premiers intestins. Elles sucent continuellement le fluide contenu dans cette partie du canal; mais particulièrement, et selon l'emploi que la Nature leur a donné, elles pompent l'huile des alimens, au fur et à mesure que la digestion s'en fait. Ces petits vaisseaux, en grand nombre à leur origine, se réunissent plusieurs fois, et successivement en un seul, appelé *canal-torachique*. C'est lui qui va se décharger dans la *veine sous-clavière gauche*, du chyle que les veines lactées ont exprimé des alimens. C'est donc par les vaisseaux veineux que le sang reçoit la substance nécessaire à la réparation de ses déperditions, qu'il emploie ensuite à l'entretien des fonctions en général, et au jeu et à l'harmonie de toutes les particules qui composent notre individu, par autant de distributions nourricières qui sont connues sous les noms de *sé-crétions*.

Les veines, considérablement multipliées, ainsi qu'elles sont connues sous une infinité de noms, reçoivent le sang des extrémités des artères, avec lesquelles elles font jonction; après s'être nombre de fois réunies, elles forment enfin les deux principaux corps veineux connus sous les noms de *veine - cave* et *veine - pulmonaire*. Ces vaisseaux se déchargent dans les *oreillettes* du cœur, du sang qu'ils ont reçu des artères. Le *cœur*, ce muscle creux, le principal organe de la circulation, par sa contraction, et par le mouvement secondaire de ses deux ventricules, chasse le sang dans les deux troncs artériels, nommés *artère-aorte* et *artère-pulmonaire*. Ces troncs principaux distribuent le sang à toutes les parties du corps, par les nombreuses subdivisions artérielles, jusqu'aux veines, qui le rapportent au cœur, comme il vient d'être dit. Telle est la circulation du sang.

Il existe donc des humeurs dans les vaisseaux, et ces matières circulent avec le sang. Plusieurs viscères sont préposés pour en faire la séparation. La partie alimenteuse reçoit une nouvelle épuration encore nécessaire.

Les *reins* font la séparation du fluide humoral, qui se porte par les uretères dans la *vessie*, et de là, au moyen de la dilatation de son *sphincter*, dans le canal de l'*urètre*, d'où il s'écoule sous le nom d'*urine*.

Le *foie* sépare la bile du sang, par l'action qu'il exerce.

Les canaux *cystique*, *hépatique*, *pancréatique*, *cholidoque*, et autres, qui ont été reconnus pour venir des voies de la circulation, et avoir leurs ouvertures dans le canal intestinal, y apportent une portion de la bile, et des humeurs que le sang écarte comme étant d'une nature hétérogène, et ne pouvant s'allier avec lui.

On pourrait faire consister le canal intestinal dans toute cette partie qui s'étend depuis la bouche jusqu'à l'anus; plusieurs auteurs l'ont fait. Quoi qu'il en soit de ces divisions, et de leurs dénominations, les fonctions n'en peuvent éprouver de changement. Outre celles dont il vient d'être parlé, on remarque que le canal intestinal est susceptible d'un mouvement dans sa partie inférieure, ou les boyaux, que l'on appelle *péristaltique*, pour désigner que ce mouvement à lieu de haut en bas. C'est à la faveur de ce mouvement que s'expulsent la matière fécale et les autres déjections, qui lui sont apportées par les canaux excrétoires qui viennent d'être désignés, soit que ces évacuations se fassent naturellement, soit qu'elles soient provoquées. On remarque aussi que la partie du canal, que nous connaissons sous le nom d'estomac, est également susceptible du mouvement peristaltique, mais souvent d'un mouvement opposé, ainsi qu'on le voit par le vomissement naturel ou provoqué. Cependant on ne peut donner à cette contraction de l'estomac, le titre d'anti-péristaltique, car cette dernière dénomination ne peut appartenir qu'à un état de maladie, dangereux sans doute, puisque le malade vomit jusqu'aux matières fécales. On en connaît un autre sous le nom d'*obstructions au pylore*, qui n'est guère moins dangereux, puisque quand cette obstruction est complette, il n'y a plus de communication entre l'estomac et les intestins.

Le canal intestinal doit donc être comparé à un fleuve qui reçoit nombre de rivières, ruisseaux et égouts. On conçoit aisément que le libre cours de ce fleuve favorise celui des ruisseaux. On conçoit également que le cours du fleuve ne pourrait être arrêté sans produire un effet de repoussement à l'égard des ruisseaux qu'il reçoit. On a souvent l'occasion de voir que quand le fleuve est surabondamment plein, il y a inondation produite dans le terrein parcouru par ces mêmes ruisseaux ou rivières, qui trouvent un obstacle à leur dégorgement. La pure raison, celle qui n'est point dominée par des systêmes, reconnaît que ce qui se passe dans le corps humain, dans le canal intestinal, et les canaux artériels et veineux, est l'image simple et naturelle du fleuve, et des ruisseaux qui y aboutissent : la loi de la circulation est la même pour toute la Nature. N'est-il pas en quelque sorte palpable que la plénitude du canal intestinal reflue dans les canaux, et qu'elle y cause tous les engorgemens qu'ils éprouvent. Est-il moins sensible que si les secours de l'art sont dirigés en ligne directe sur ce même canal, par des procédés analogues à l'état de plénitude humorale dans lequel il se trouve, les voies de la circulation se délivreront des matières qui affligent la nature humaine ?

Après avoir considéré le canal intestinal sous le point de vue des excrétions, et de la dépuration du corps principal auquel il appartient, nous le comparerons encore au même fleuve, pour d'autre raisons.

Ainsi que ce fleuve porte sa surabondance dans les régions qui l'avoisinent, et
produit de bienfaisans arrosemens par les
couloirs que la Nature, et même l'art ont
pratiqués, de même le canal intestinal,
pourvu de principes alimenteux, distri-
bue à toute l'économie animale le répara-
teur des forces, le remplacement des déperditions : c'est la vie même, enfin, qu'il
envoie à toutes les parties qui, sans sa
prévoyance, périraient d'épuisement et
d'inanition.

TRAITEMENT CURATIF,

ou

*Moyens de prolonger l'existence des
Malades jusqu'au terme le plus rapproché des bornes que l'Auteur de la
Nature a mises à la durée de la vie
humaine.*

Si on reconnaît, comme il est incontestable, que LA MALADIE ou les Maladies
du corps humain, a pour *cause* interne,
ou efficiente, celle que nous avons analysée, on reconnaîtra aussi que l'art de

guérir. que nous ramenons au principe de la Nature, se réduit au seul procédé qu'elle indique, et à l'unique remède qu'elle enseigne.

Lecteurs de bonne foi, ne donnez pas à cette assertion plus d'étendue qu'elle doit en avoir. Et vous qui préférez de vaines conceptions aux idées simples de la Nature, n'allez pas dire, pour ridiculiser la vérité, que cette méthode soit donnée pour guérir indistinctement tous les malades, ou, ce qui revient au même, pour guérir toutes les maladies. Tous les malades ne sont pas guérissables ; mais ce n'est point un motif pour avancer que le terme de la durée de leur existence soit prochain. Parce que les humeurs sont corrompues, elles ne sont pas toujours putréfiées ou pourrissantes ; la dégénération de ces matières ne marche pas avec la même vitesse dans tous les malades ; on en voit conduire au tombeau, après une maladie de quelques jours, et d'autres résister plusieurs années à leur état de langueur. L'art se divisera donc toujours, d'après ces considérations, en *médecine palliative* comme en *médecine curative*. Malheureusement, on commet tous les jours des fautes préjudiciables à la santé et à la vie des malades, en commençant les traitemens par où il peut être

quelquefois raisonnable de les finir. Quelle
est la personne qui n'a pas remarqué le
long délibéré qui a souvent lieu auparavant
que la maladie soit reconnue ? Qui n'a pas
été le témoin, ou n'a pas entendu parler
de conflits d'opinions, et de débats qui
se sont élevés au sujet du nom à donner
à la maladie ? Et qui est-ce qui n'a pas vu
de pauvres malades s'en aller au tombeau
victimes de la perte du temps passé en dé-
libération ? Ces malheurs ne peuvent jamais
arriver en pratiquant d'après notre méthode, parce qu'elle prescrit et donne les
moyens d'attaquer la *cause* aussitôt que la
maladie est ressentie.

La médecine palliative ne peut reposer
sur les moyens que nous avons signalés
comme dangereux par eux-mêmes. Elle
ne peut être fondée que sur le systême
général des délayans, absorbans, ou calmans ; sur différens procédés dont nous
avons parlé à la page 50, sur un régime, ou manière de vivre, tant au physique qu'au moral, approprié à l'état du
malade. Elle est applicable sans doute à
tous ceux dont l'incurabilité a été reconnue,
soit par rapport à leur âge trop avancé, à
l'ancienneté de leur maladie, aux vices de
leur constitution humorale, ou à ceux de
leur conformation, soit enfin parce que des

accidens survenus à l'intérieur, par quelques causes que ce soit, sont de nature à s'opposer à tout autre traitement. L'incurabilité n'est souvent mieux constatée que par l'inutilité reconnue des procédés curatifs; mais il faut prendre garde de faire des essais, ou des tentatives qui ne seraient point couronnés de succès, car il ne manque pas de ces gens qui ne tiennent aucun compte des meilleures intentions, malgré qu'ils ayent vu guérir des malades plus réputés incurables que celui qui succombe.

La médecine curative n'a et ne peut avoir d'autre *voie* que la purgation, d'autres *moyens* que les purgatifs, conduits ou dirigés d'après le besoin de la Nature, et ainsi qu'il est enseigné dans les quatre articles de l'abréviation de cette méthode, que l'on trouvera plus loin.

PURGER : ce mot doit être pris dans toute l'étendue de sa signification, car, ici, il faut entendre *dissoudre, diviser, subtiliser, raréfier, expulser, nettoyer, purifier.* Mais purger le corps d'un malade jusqu'à ce qu'il soit radicalement guéri, soit que la maladie soit grave, ou légère, soit qu'elle soit ancienne et invétérée, ou récente, c'est une pratique aussi neuve pour beaucoup de personnes, que le principe sur lequel elle repose leur est peu connu.

Elle est cependant la plus utile : elle est indispensable pour guérir aussi promptement que sûrement, dans tous les cas de maladies récentes, et elle offre en outre de grandes ressources curatives contre la plupart des maladies chroniques, réputées incurables, ou mortelles, existantes en ce moment; sans cette pratique, l'art est insuffisant, puisqu'il laisse à la Nature le soin de se guérir elle-même ; avec elle, mais exactement suivie, il ne peut y avoir de maladie chronique, parce qu'elle ne donne pas le temps à la maladie récente de s'*éterniser*, comme il n'est que trop fréquent. Il y a fort peu de cas où cette maladie n'est pas détruite dans l'espace de huit à dix jours; eh, combien n'y a-t-il pas de victimes qui meurent en moins de cinq jours de maladie, que cette méthode peut sauver ! Il n'y aurait pas non plus de maladie incurable, car aucune maladie ne prend naissance avec ce caractère; il y en a toujours eu de pareilles à elle, qui ont été détruites ; il n'y a donc d'autres causes occasionnelles de l'incurabilité, que la négligence du malade, ou l'insuffisance des traitemens employés.

Ceux qui s'efforcent de faire un portrait effrayant de la purgation, sont-ils tous de bonne foi ? Plusieurs ont prouvé le con-

traire, pour des motifs qu'ils ne connaissent
pas seuls. Les autres, bercés dans l'erreur,
suivent aveuglément la méthode usuelle,
et c'est peut-être le plus grand nombre.
Sans autre boussole que la routine de
leurs ayeux, ils en resteront les esclaves
plutôt que d'innover; au lieu d'approfondir, ils perpétueront leurs systêmes; et
quels qu'en soient les fâcheux résultats ou
les malheurs, l'usage, les préjugés reçus, l'a-
veuglement général les justifieront toujours
comme par le passé. Que nous serions pu-
sillanimes, si nous n'employions tous nos
moyens, si nous ne faisions tous nos efforts pour répandre toute la lumière que
nous donne le sentiment de la vérité, fortifié par les nombreux succès d'une pratique constante et soutenue : disons plus,
nous prendrions part au mal qui se fait;
et notre conscience nous en ferait des re-
proches.

La purgation, ou les purgatifs, ont sans
doute à luter vigoureusement pour se rendre le préjugé favorable. L'erreur exerce
un tel empire sur les esprits, qu'il se trouve
beaucoup de malades qui voient, non-seulement avec indifférence, mais avec plaisir, leur sang sortir de leurs vaisseaux, tant
ils sont persuadés que cette perte leur est
salutaire; plusieurs craignent même de n'en

point perdre assez ; tel celui qui marchanda
avec un chirurgien, et qui ne paya la
somme convenue qu'à condition que celui-
ci lui ferait une bonne saignée, ce qui
signifiait que le sang coulerait pendant
long-temps. De tels gens sont bien éloignés
de prendre les précautions nécessaires pour
s'opposer aux progrès de la corruption ; ils
ne se défient seulement pas qu'elle existe,
et ne savent pas plus quelle est la *cause*
de la maladie pour raison de laquelle ils
évacuent de préférence le fluide de qui,
seul cependant, ils tiennent la vie. Et
pourquoi ne voyent-ils pas clair, ces pauvres gens ? N'est-ce point parce qu'ils n'ont
aucune connaissance de l'amas de corruption que renferment les entrailles des morts,
puisqu'il est toujours d'usage de porter le
contenu avec le *contenant*, dans la tombe
qui ne révèle rien ?.... Comment ne pas
dire au sujet d'une telle méprise, que c'est le
pourvoyeur de la mort qui a peur que la
cause des maladies soit insuffisante pour
tuer les malades, et qu'il leur suggère l'idée
d'appeler un aide à cet effet ?... Que ceux
qui partagent un tel aveuglement sont malheureux ! Qu'il serait inhumain de ne pas
les éclairer sur des intérêts aussi chers
que ceux de la conservation de leurs jours !

Mais, de long-temps la vérité ne pré-

vaudra contre l'erreur. Il n'est sorte de
pointes, plus mal aiguisées les unes que les
autres, que n'emploient, d'une part, l'inexpérience, et de l'autre, la méchanceté,
pour anéantir la vérité, si la vérité pouvait l'être. Ces esprits obtus qui disent que
la purgation use le corps, sont bien à
plaindre de croire que la corruption le
conserve. L'impéritie croit avoir fait une
sortie bien combinée et bien vigoureuse
contre la vérité qui l'assiége, quand elle
répand, parmi la classe malheureuse ou
malade, que purger beaucoup c'est *user
le chaudron* à force de l'écurer; les auteurs de cette assertion pensent sans doute
que la rouille conserve les objets qu'elle a
attaqués. Ils devraient cependant savoir,
puisqu'un peu de sens commun suffit pour
le reconnaître, que pour éviter les progrès
de la rouille et ses effets destructeurs, c'est
le même raisonnement que pour se défendre de la putréfaction, qui tue les malades, par les dommages qu'elle cause aux
viscères, faute de les en nettoyer, comme
la rouille détruit certains métaux, pour
avoir négligé de les en délivrer dès son apparition. Si on faisait voir à ces raisonneurs,
des malades qui ont été purgés pendant
vingt, et quarante jours de suite, sans relâcher d'un seul, et qui, après avoir par ce

nombre de doses, provoqué environ quatre
cents évacuations, ont commencé à rendre
des vers, ainsi qu'ils ont continué d'en
évacuer, plus ou moins, par les doses subséquentes : les discoureurs, auxquels ce fait
de pratique est adressé, seraient-ils aussi
hardis à soutenir, comme ils le font, qu'un
malade est assez purgé avec trois ou quatre
médecines, et qu'il n'y a point de cas où
l'on doive purger jusqu'à guérison, Nous
attendons leur réponse. Et que diraient-ils,
si on les mettait en présence avec un homme,
qui, pour une maladie des plus réputées
incurables, dont l'épilepsie en était le car-
ractère le moins allarmant, a été purgé
pendant soixante jours consécutifs, sans
prendre un seul jour de relâche, parce que
plus il se purgeait, moins mal il se trou-
vait; et qui, pour arriver à sa guérison,
s'est purgé environ deux fois autant, mais
alors à différentes distances plus ou moins
éloignées les unes des autres. Eh bien! le
chaudron écuré n'a point été usé.

On n'a pu le tuer, celui qu a fourni le
fait de pratique qui va être raconté. Un
homme ayant été atteint de la dissenterie,
pour laquelle il avait été traité par les moyens
ordinaires, était resté avec une colique des
plus violentes et des plus rebelles. Il eut
recours à notre méthode; elle lui fut pres-

crite d'après l'article 2 de l'abréviation.
Une dose de purgatif, qui avait beaucoup
modéré la colique, n'eut pas plutôt achevé
ses effets, que cette douleur reprit avec une
nouvelle violence. Alors le traitement fut
déterminé d'après l'article 3 de ladite abréviation. Le malade rendait des matières
si brûlantes, qu'il appréhendait leur sortie, tant l'anus en était devenu affecté,
même jusqu'a l'excoriation. La colique ne
manquait point de répéter ses violences
dès que la dose purgative achevait ses effets.
Le malade, étonné de ce qu'il ne souffrait
point, ou que très-peu de sa colique, pendant que la dose était dans le fort de son
action, en demanda la raison. Il lui fut expliqué que tels étaient les effets des purgatifs sur la *cause* des douleurs en général,
comme sur celle de la colique, que, parce
qu'ils ont la propriété d'expulser la *sérosité* humorale qui fait ressentir toute espèce de douleur, ou souffrance, chacune
de leur dose déplace cette espèce d'humeur, l'attire à elle; mais insuffisante pour
l'expulser, parce qu'il en faut un plus
grand nombre, l'humeur retourne à son
siége aussitôt que la dose n'a plus assez
de force pour l'en tenir écartée; alors la douleur se reproduit, souvent plus forte qu'auparavant, parce que la *fluxion* a été mise

en mouvement. Le malade tira avantage, comme on va le voir, de cette explication. C'était un homme d'un esprit naturel, et d'un sens droit, résolu et courageux. Dès-lors il n'eut plus, pour régler l'administration des doses purgatives, d'autre gouverne que la violence de sa colique ; dès qu'elle se reproduisait, telle qu'il ne pouvait plus l'endurer patiemment, il répétait une dose et c'étoit à même la bouteille qu'il la buvait, au hasard, tantôt plus, tantôt moins. Si la colique lui laissait quelque répit, il en profitait pour avaler un bouillon. Si elle n'en permettait pas la digestion, sans l'attendre, le malade retournait à sa bouteille de purgatif. Les matières continuaient d'être brûlantes et la colique durait toujours, malgré que le malade évacuât sans discontinuer ; son état inquiétait. Les emplâtres vésicatoires furent apposés aux deux jambes, pour faire diversion à la *fluxion*, que l'on craignait encore, par rapport aux intestins, malgré qu'une quantité énorme de cette matière fût sortie. Ces emplâtres ne prirent pas promptement, quoique très-animés et d'une dimension à envelopper toute la partie postérieure de chaque jambe, depuis le jarret jusqu'au pied ; enfin, ils attirèrent une quantité considérable d'eau corosive. Pendant leur séjour, la purgation alla son train ; elle fut restreinte à une seule dose

par vingt-quatre heures, du moment où,
après avoir été levés et réapposés, les emplâtres n'avaient plus d'objet, la colique
ayant disparu. Croira-t-on que ce traitement, qui n'a point encore eu son pareil,
faute d'occasion, a duré au moins huit
jours, à purger sans discontinuer ? Croira-t-on encore qu'aussitôt la colique détruite, les plaies des jambes se cicatrisèrent,
l'appétit devint des meilleurs, toutes les
fonctions naturelles se rétablirent, avec les
forces, comme par enchantement, et que
ce malheureux, jardinier de son état, reprit ses travaux après trois jours seulement
de convalescence ?....

Un autre individu, bien étourdi, comme
on va le voir, auquel il fut prescrit un traitement d'une assez longue durée, pour
des affections rhumatismales qui le faisaient
souffrir depuis plusieurs années, prit, en
quarante-huit heures, une bouteille de purgatif, contenant environ douze doses, qu'il
devait prendre d'après une ordonnance
bien claire et bien positive, en quinze ou
dix-huit jours. Il répétait donc, malgré
qu'il évacuât, et il évacua abondamment
ou violemment pendant deux jours et deux
nuits.... Eh bien, il s'est guéri, et il est
clair qu'il n'en est pas mort.

La super-purgation, rejetée par nombre

de praticiens, et par les malades à qui ils font adopter leurs idées, exprime une crainte des plus illusoires, puisqu'on ne peut être trop purgé quand on souffre; puisque la maladie qui n'est point détruite par un grand nombre de doses purgatives, cède au double, au quadruple dans la suite, ainsi qu'on le voit tous les jours. Le seul excès qui puisse être commis à cet égard, et que l'on peut toujours éviter, ce serait de, donner aux malades, des doses évidemment trop fortes, c'est-à-dire qui produiraient beaucoup plus d'évacuations qu'ils n'en peuvent supporter dans un jour; mais cela arrivant, ils n'en seraient que fatigués dans le moment, par l'effet de la secousse de la masse des humeurs, et beaucoup plus quand ces matières sont très-gâtées, ou très-chaleureuses; mais dans les deux cas, les malades en sont bientôt remis.

On ne peut douter de l'exactitude d'un calcul physiologique, par lequel ses auteurs admettent que les quatre-cinquièmes environ de notre individu se composent de fluides. En prenant, pour exemple figuré, un homme du poids de cent vingt-cinq livres, on lui attribue cent livres pesant de fluides. Sur ce poids, on admet celui de vingt-cinq livres, tant en sang que liqueurs qui en émanent, et qui servent à la

6

substance, au jeu, à l'harmonie des différentes particules, et des divers organes dont se compose le corps humain. Prélèvement fait de ces vingt-cinq livres sur cent, il reste donc soixante-quinze livres d'humeurs. L'autre cinquième se compose de parties solides, qui sont les os, les cartilages, les membranes, la chair et la peau. Cette masse n'est rien de plus qu'un assemblage de tuyaux adaptés les uns aux autres, et renfermant un fluide, comme on en a la preuve en se piquant avec la pointe la plus fine, en quelque partie charnue que ce soit.

Pourquoi craindrait-on de réitérer la purgation autant de fois qu'il en est nécessaire, et jusqu'à ce que le malade soit guéri, puisque cette pratique est fondée sur les besoins de la Nature, ou d'après la *cause* des maladies, et que les guérisons, même les plus inespérées, en ont été tant de fois le résultat ? N'a-t-on pas répété la saignée jusqu'à vingt fois de suite ? Dans une maladie aiguë, la pleurésie vraie, par exemple, on ne répugne point contre quatre ou cinq saignées, pour causer un grand préjudice au malade. Pourquoi ne préférerait-on point user dans ce cas, de quatre ou cinq doses évacuantes, puisqu'il est certain que beaucoup de malades

qui succombent par les saignées, seraient
sauvés ? Pour juger sainement de cette différence de procédé, il suffirait d'être quitte
de toute prévention et de tout esprit de
parti. Ce n'est point par de beaux raison-
nemens sur de profondes analyses qu'on
doit se donner de l'importance en médecine.
Cet art réclame un sens droit dans celui
qui desire guérir ; il veut une aptitude analogue aux besoins de la Nature. Elle révèle
un principe immuable, tandis que les systêmes s'entre-détruisent, comme ils se succèdent, parce que leurs matériaux ne
peuvent être pris ailleurs que dans le
champ des conjectures. L'homme simple
comme la Nature n'adopte point ces nou-
veautés, ces espèces de modes que la médecine reçoit tous les jours; il a appris que ni
le faste, ni l'appareil n'en imposent ni à
la maladie, ni à la mort. L'homme réfléchi,
sait que dans l'obscurité de la nuit, une
lumière placée au milieu d'une forêt, peut
le faire tomber dans un précipice.....

Il est difficile de concevoir pourquoi il y
a tant de gens qui font accroire aux malades qu'ils sont trop faibles pour être purgés. Sans leur faire insulte, pour raison de
l'erreur dans laquelle ils sont eux-mêmes,
nous leur observerons cependant, qu'avec
un peu de judiciaire, on reconnaît que la

4

cause de la faiblesse est la même que la *cause* des maladies. Peut-on méconnaître que ce ne soit à force d'affaiblir les malades que les maladies les tuent ? Comment admettre que la putréfaction, qui détruit tout, puisse affaiblir les malades par l'effet de sa sortie de leurs entrailles, tandis que cette expulsion est le seul moyen de soustraire leurs forces et leur vie à l'action de cette même dégénération.

La faiblesse qu'éprouve le malade au commencement du traitement de cette méthode, ou pendant l'usage de quelques doses purgatives, est un effet du vide commencé, qui, provisoirement, favorise l'affaissement des viscères et des vaisseaux, par le rapprochement de leurs parois, qu'il facilite, jusqu'à ce que ces parties soient suffisamment dégagées par l'évacuation, pour reprendre leur ton naturel. A cette cause d'affaiblissement, se joint la chaleur plus ou moins active, ou brûlante, de la *sérosité*, par l'agitation ou la mise en mouvement qu'elle éprouve de la part de la purgation. La prompte évacuation de cette matière contribue puissamment au rétablissement des forces. Il est aisé d'appercevoir que ce qui se passe au commencement de la purgation, diffère peu de ce qui arrive à un hydropique, au moment de la ponction. C'est l'affaissement des parties, habituées depuis quelque temps à être tendues et écartées l'une de l'autre, qui le fait paroître très-faible, et qui oblige souvent de suspendre l'écoulement de l'eau; mais ce n'est pas plus la sortie de ce fluide qui affaiblit l'hydropique (car elle ne le sustente certainement point) que la matière évacuée par la purgation n'ôte la force d'aucun individu. Il n'y a, à l'égard de ce dernier, que la faiblesse; et il n'y a pas d'affaiblissement réel, puisqu'il n'y a point de déperdition de substance. On ne croit donc point affaiblir les malades par les sangsues, la saignée, ou la perte du sang, de même que par la diète, en leur refusant la substance, lors même que leur nature en demande; et par les rafraîchissans, si ennemis de la chaleur naturelle, par les bains et tous les débilitans qui sont employés?... Quelle contradiction, et quelle erreur!... Nier que l'expulsion de la masse des humeurs soit indispensable, lorsqu'elle est entièrement gâtée, c'est le comble de l'aveuglement, comme de s'opposer à l'évacuation de ce qui peut y en avoir de corrompues dans d'autres cas. Croire que ce moyen, ou ce procédé puissent nuire, c'est démentir la plus utile expérience, et prouver qu'on en manque. Dire que les purgatifs soient mortels, dans quelque cas de maladie aiguë, c'est méconnaître la *cause* des maladies, et exprimer qu'on ne connaît rien à ce qui a rapport à la guérison par les propres secours de l'art.

Il n'y a pas de doute que si on se contente d'administrer quelques doses de purgatif, tandis qu'il en est nécessaire d'un plus grand nombre, on n'atteindra pas le but. Si ces doses purgatives ne sont répétées, par exemple, que tous les deux ou trois jours, dans le cas où il en faut administrer jusqu'à trois dans vingt-quatre heures, ou davantage, quand quelques-unes n'opèrent point, on ne fera qu'agiter ou irriter la *cause* de la maladie, *et la rendre plus meurtrière*. Il ne peut suffire au malade d'avoir fait beaucoup selon sa manière de voir, il faut qu'il fasse assez pour dégager les fonctions naturelles, et les rétablir dans leur libre exercice, pour protéger les fonctions vitales, et empêcher que la mort n'arrive. Sans cette conduite de sa part, il peut devenir, par un faux raisonnement, ou par l'effet de funestes suggestions, l'homicide de lui-même. De plus, s'il se rétracte de la confiance qu'il avait donnée à cette méthode, il n'est plus, pour le praticien qui lui avait donné la sienne, qu'un sujet de mauvaise rencontre, plus préjudiciable sans doute à la classe malade qu'au praticien lui-même.

Ce n'est pas non plus avec de l'émétique en substance, ni avec des purgatifs gras ou opaques, que l'on peut délivrer l'économie animale des matières qui constituent la source des maladies, ni des *sérosités* subtiles, âcres et corrosives qui en émanent, pour compléter l'unique *cause* reconnue. Il faut employer les évacuans liquoreux, incisifs, résineux, hydragogues: Les émétiques, provoquant la contraction de l'estomac, ou le vomissement, doivent être balancés par une partie purgative, afin que le canal en général puisse se dégager par l'issue qui est la plus favorable à la constitution du malade, et éviter les violences que l'on remarque journellement par l'emploi de l'émétique seul. Ces évacuans ont aussi besoin d'un véhicule spiritueux, pour étendre également leurs effets sur les voies de la circulation. Ce n'est pas une nouvelle découverte que nous proclamons, ces moyens sont connus; ils ne sont négligés que parce qu'on ne reconnaît pas la *cause* des maladies.

Les anciens praticiens, qui voyaient mieux que les modernes la nécessité de la purgation, ont beaucoup travaillé sur les purgatifs; il en ont decouvert la plus

grande quantité, et de toutes les sortes
Ils s'étaient attachés à distinguer les espèces d'humeurs qui composent l'ensemble
de ces matières, pour opposer à chacune le
purgatif qu'ils croyaient lui être spécialement propre; ils ont en conséquence dé-
signé ces purgatifs par le nom de l'humeur
dont l'évacuation était l'objet. Ils ont appelé *mélanagogue*, le purgatif qu'ils di-
rigeaient contre la mélancolie. Ils ont
nommé *phlegmagogue*, l'évacuant composé pour purger la pituite ou le phlegme.
Le *cholagogue*, était le purgatif de la bile.
Par *hydragogue*, ils entendaient le purgatif propre à évacuer les eaux. Enfin, en
abrégeant, en même temps que leurs connaissances augmentaient, ils établirent un
panchymagogue, pour purger toutes les
humeurs. Cette dernière composition ap-
prochait de bien plus près du point principal, ou le plus important, que les autres
purgatifs, vu que la surabondance ne se
trouve pas plutôt dans une espèce d'humeur que dans une autre. Les anciens
virent par la suite cette surabondance dans
la masse de ces matières, où il était plus
raisonnable de la soupçonner, de la supposer même; ils sentirent donc le besoin
d'attaquer toutes les parties humorales qui
causent la plénitude, pour faire du vide.

Malgré que la méthode des anciens ne fût basée que sur la surabondance des humeurs, superflu que la méthode des modernes a attribué au sang, et quoique ces premiers n'eussent point reconnu la vraie *cause* des maladies, néanmoins ils rendaient les plus importans services à la classe malade. De leur temps on vivait vieux ; la santé était, pour ainsi dire, le trésor de tous ; les enfans, bien constitués, devenaient des hommes forts et vigoureux. La nomenclature des maladies était moins chargée et moins brillante ; mais on écoutait davantage la voix du bon sens. Si les purgatifs des anciens ont pu être insuffisans pour guérir dans certains cas, c'est uniquement parce que ces praticiens n'avaient point reconnu l'existence de cette *sérosité* humorale, dont nous citons l'origine, ainsi que nous en donnons la définition ; et c'était aussi parce qu'ils ne savaient point faire servir leur *panchymagogue* à l'expulsion de cette *fluxion*. C'est alors que l'esprit s'est exercé pour établir peu-à-peu les différens systèmes, et à force de les multiplier, on a obscurci la vérité.

Ceux qui, dans les temps reculés, comme dans les temps modernes, ont pratiqué avec les purgatifs, ont presque tous opéré des cures qui tenaient en quelque sorte du miracle. Mais les ennemis des purgatifs n'aiment pas les prodiges. On les entend manifester leur mécontentement assez haut ; plusieurs jetteraient la plus grande défaveur, et donneraient d'odieuses qualifications à tout homme de l'art qui administreroit plus de six purgations, quelle que fût la durée de la maladie. Que ne doivent-ils pas dire de nous ?... L'idée seule des purgatifs leur donne des crispations, et leur fait faire des contorsions effrayantes ; ils tempêtent, ils pestent, ils crient, ils menacent : ce sont les matelots de *Ch. Colomb*, qui ne veulent point croire à l'existence du nouveau monde. Néanmoins ils se taisent après ; sans doute qu'ils finissent par se ressouvenir de la fameuse guerre de l'antimoine ...

Une des causes de l'insuffisance des purgatifs des anciens et des modernes, provient aussi beaucoup de ce que ces compositions étaient en substance, telles que sont les poudres, les bols, les pilules ; cette manipulation est bien loin de valoir l'infusion liquoreuse. On peut néanmoins, quelquefois, en admettre l'usage dans le traitement des malades ; mais il ne faut pas trop y compter ; il vaut mieux en placer les doses entre plusieurs du purgatif liquoreux, ou en user alternativement avec celui-ci.

De nos jours, un Docteur a voulu imiter les anciens, par un purgatif spécial contre les glaires. Il a fait un ouvrage dans lequel il développe son systême. Mais son procédé est sans principe ; car il est aussi naturel d'avoir des glaires et autres parties d'humeur, que du sang, et, si l'on veut, des bras et des jambes, puisque nous sommes glaireux et humoraux en santé comme en maladie. Ces matières ne sont point, par leur essence, la cause de nos maladies ; il faut pour qu'elles nous incommodent, qu'elles soient plus ou moins dépravées ; on sait comment et pourquoi elles sont sujètes à la corruption ; il a été démontré que, pour nous rendre malades, comme pour nous causer une mort prématurée, ces matières sont en effet plus ou moins dégénérées. Cette condition, sans laquelle il n'y aurait jamais surabondance, omise dans les ouvrages de ceux qui ont pratiqué avec les purgatifs, ne figure pas plus dans le traité des glaires. On n'y trouve pas davantage expliqué comment les glaires se forment, ni pourquoi elles ont cette surabondance qu'on veut évacuer. Les glaires sont formées par la chaleur naturelle de notre corps, chaleur dont le degré constitue la santé, comme elle recuit en glaire une portion de nos alimens. La surabondance des glaires ne peut avoir lieu que dans un individu malade, ou dont les humeurs sont corrompues, et qui, en conséquence, ont produit une chaleur étrangère, c'est-à-dire, la *sérosité* humorale. C'est cette chaleur contre nature qui peut recuire une plus forte portion des alimens ou du phlegme, que la chaleur naturelle, et en former une masse de glaires. Or, que peut contre l'état de maladie, le purgatif prétendu antiglaireux ? Le panchymagogue des anciens lui est sans doute préférable, puisqu'il peut attaquer la masse des humeurs.

Peu de personnes savent se rendre compte, ou comprendre comment les purgatifs opèrent l'évacuation des humeurs en général. Il a été débité qu'ils agissaient par indigestion ; cette allégation ne peut se soutenir. Ceux qui croient qu'ils sont échauffans, ou qu'ils font éprouver des coliques, sont également dans l'erreur. Pour connaître de quelle manière ils agissent, il faut en avoir reconnu toute la propriété, les avoir vu opérer la guérison de quelques douleurs, ulcères et autres maladies, ou il faut concevoir celles que nous allons expliquer. Les purgatifs, tirés du règne végétal, sont comme les productions de ce même règne que nous faisons servir à notre nourriture, avec cette différence qu'au lieu de nous sustenter, parce qu'ils n'ont point de partie nutritive, ils nous évacuent; mais, du reste, ils subissent une digestion en passant de l'estomac dans les intestins, se distribuent à toute l'économie animale, en se filtrant par les veines lactées. Ils donnent du ton au canal intestinal; ils en accélèrent le mouvement péristaltique, à la faveur duquel ils évacuent la corruption; ils communiquent à la circulation une impulsion qui en provoque les excrétions par les canaux ou égouts mentionnés à la page 58; ils portent leur action sur la masse des fluides, et en provoquent l'excrétion par les voies urinaires; ils agissent sur l'expectoration qu'ils protègent; sur tous les émonctoires qu'ils mettent à contribution; enfin, les purgatifs empruntent de gré ou de force, à tous les organes excrétoires de la machine animale, pour qu'elle se dépure et se purifie. Il est aussi sûr que notre corps ne se purgerait point de ses impuretés quand nous sommes malades, sans une suite de purgations rapprochées, comme il est dit, qu'il est certain qu'il ne serait pas sustenté sans une suite de repas, selon l'appétit du moment, et rapprochés également selon nos besoins. La justesse de cette comparaison n'est pas plus contestable que le vrai de cette dernière assertion; la première blesse les idées contraires, mais pour servir la vérité, en assurer le triomphe, il n'y a point de préjugé inviolable. Ainsi que toutes les parties de notre corps sont alimentées des produits de la nourriture que nous lui donnons, de même donc elles peuvent être nettoyées et purifiées par l'usage bien raisonné, et suffisamment répété des purgatifs. Si ces évacuans sont insuffisans, ou si leur emploi jusqu'alors n'a encore pu qu'émouvoir la *sérosité*, et exciter conséquemment la chaleur plus ou moins excessive qui existe, ils sont réputés échauffans. Mais s'ils sont répétés, comme l'exige l'évacuation de la *cause* de toute maladie, ils subtilisent la *fluxion*, délivrent la Nature de la chaleur brûlante, de la sécheresse, de la soif ardente, de l'inflammation, de la consomption et de tous les accidens dont un malade peut être menacé jusqu'à la mort; enfin, les purgatifs, produisant les effets ci-dessus expliqués, sont les seuls moyens qui rafraîchissent certainement. La purgation ne peut pas toujours être pratiquée sans qu'on n'en ressente quelques coliques momentanées. Beaucoup de gens, induits en erreur, attribuent ces coliques aux évacuans dont ils usent; il faut les ramener à la connaissance de la vérité. La *sérosité* chaleureuse ou brûlante, qui est éparse dans la masse des humeurs, et que les purgatifs ramènent des parties éloignées dans le canal intestinal, où ils la rassemblent pour l'expulser ensuite, fait nécessairement ressentir quelques douleurs, et davantage, si cette *fluxion* est abondante, jusqu'à l'entière évacuation; ce qui prouve l'acrimonie de cette matière, c'est que, quand elle sort en abondance, l'anus en est douloureusement affecté, quelquefois autant que si on l'eût seringué avec de l'eau bouillante. Il est bien consolant pour le malade de la sentir au passage, puisqu'il ne tarde point, de ce moment, à être beaucoup soulagé, et qu'aux doses suivantes, il n'éprouve plus les incommodités ou mal aises qui doivent avoir lieu au commencement du traitement, en conséquence de la malignité de ses humeurs : souffrances qui s'affaiblissent, et cessent entièrement, en raison de la diminution, et de l'évacuation complette de la *cause* de toutes ces sortes d'accidens qu'on peut remarquer. De nombreuses observations prouvent que cette matière chaleureuse, tant qu'elle séjourne dans le corps, peut se rassembler dans les entrailles et partout ailleurs, de même qu'elle peut se fixer dans les viscères

des premières voies, les échauffer au point
de faire éprouver une forte altération ou
soif ardente qui ne cesse qu'après la sortie
de cette *fluxion*, c'est-à-dire, après que la
purgation a été suffisamment répétée. C'est
donc la même cause qui produit la soif,
les cuissons à l'anus, la douleur, les différens signes caractéristiques, plus ou moins
inquiétans, dans tout état de maladie; enfin, la mort, quand on ne l'expulse point.
Il est à souhaiter que cette vérité prenne
la place d'une opinion contraire, adoptée
par tous ceux qui ne sont point suffisamment expérimentés à cet égard.

La répugnance, contre les purgatifs,
qu'éprouvent beaucoup de personnes,
dont le traitement de longue durée, en
nécessite un nombre de doses un peu considérable, peut avoir pour cause la plénitude et la mauvaise nature des humeurs,
tellement qu'à mesure qu'elle diminue, les
malades prennent plus facilement les doses, et beaucoup finissent même par n'en
plus être contrariés. Souvent cette cause
matérielle se réunit à l'affection morale;
autre cause de répugnance; celle-ci réagit
sur la première : ces deux causes se stimu-
lent réciproquement; de-là, encore, la répugnance qui; en outre, peut bien avoir
un autre fondement dans un défaut d'ana-

logie entre les évacuans et nos humeurs.
La précaution de vider au besoin l'estomac, atténue cette répugnance; mais quelque grande qu'elle soit, il ne faut jamais
oublier que les purgatifs ne peuvent être
suppléés. Il n'y a point deux moyens de
guérir, il n'y en a qu'un. Le malade qui
abandonne la purgation, laisse croupir,
dans ses entrailles, les matières qui peuvent
le précipiter au tombeau; c'est, de sa part,
méconnaître l'obligation de s'aider, et, pour
ainsi dire, renoncer formellement à la vie.
Notre raison doit être notre sauve-garde
dans cette circonstance, comme dans beaucoup d'autres; il n'y a qu'à *vouloir*, et la
difficulté est dès-lors vaincue à demi. C'est
à leur ferme volonté que tant de malades,
réputés incurables, ou affligés de maladies
chroniques de toutes espèces, ont dû, et
doivent journellement leur guérison. Il
faut, dans la vie, savoir toujours placer à
côté de sa situation présente, la position
pire encore dans laquelle l'on pourrait être;
c'est le seul moyen de se trouver moins
malheureux. Que celui donc qui répugne
à faire usage des remèdes évacuans, ou à
les continuer aussi long-temps que le besoin est, se donne la peine d'observer.
Trouvera - t - il les compositions usitées
plus ragoûtantes que les purgatifs? Les

différens breuvages à pleine jatte, ne sont-ils
pas beaucoup plus difficiles à prendre que
quelques cuillerées de purgatif? N'est-il
pas beaucoup moins pénible d'avaler une
dose de cet évacuant, dans l'espace de vingt-
quatre heures, qui, presque toujours, est
suffisante, que de répéter nombre de fois
dans la journée, les différentes potions,
les sucs d'herbes, la tisane, et toutes les
boissons d'usage à grande mesure, ainsi
qu'il se pratique? N'est-il pas évidemment
moins douloureux de se captiver pendant
quelques minutes, pour avaler une médecine, à la dose de deux ou trois cuillerées, que d'être tourmenté à chaque moment pour avoir également à luter contre
sa répugnance? Il importe, particulièrement aux personnes qui ne peuvent que
difficilement vaincre leur aversion contre
les médicamens, de ne point différer, dès
qu'elles sentent leur santé affaiblie, de pratiquer la purgation, pour évacuer promptement la dépravation naissante, et ne point
la laisser pénétrer la masse des humeurs, à
l'effet de pouvoir se rétablir avec peu de
doses, puisqu'un plus grand nombre devient indispensable pour guérir, si on a
négligé de s'observer avec assez d'attention.

Les effets des purgatifs sont généralement

ignorés. Beaucoup de personnes font naître des incidens à l'occasion de ce qui peut arriver durant les traitemens ; la plus petite chose est souvent une nouveauté, et même un grand sujet d'étonnement pour le plus grand nombre. Pour répondre à tout avec succès, il suffit d'être dégagé de tout préjugé, ou, ce qui revient au même, il faut se rattacher à la *cause* des maladies comme à un ancre de salut, et diriger toutes ses idées et tous ses efforts vers l'évacuation. Un principe vrai ne peut tromper. La purgation ne produit aucun des maux qui affligent secondairement les malades ; c'est sûrement la *cause* des maladies et ses émanations, ou la *sérosité*, qui agissent et qu'il faut toujours poursuivre par la purgation réitérée, jusqu'à ce que l'opposition ait lâché prise. La *sérosité* humorale met souvent des obstacles à notre guérison ; cette *fluxion* se rassemble par fois en telle quantité, et d'une consistance tellement âpre sur le canal intestinal, qu'indépendamment de ce qui en sera dit en parlant de la constipation, elle le durcit au point qu'il refuse toute évacuation, quoique provoquée par des doses purgatives renforcées et même répétées de près. Dans une semblable circonstance, il faut de l'expérience pour résister à la première impul-

sión qu'en éprouve la multitude, qui la
porte à croire que depuis le temps que l'on
purge le malade, il ne doit plus évacuer,
n'ayant, selon elle, plus rien à rendre. Une
semblable opinion prouve encore que la
cause des maladies n'est point connue, et
que les ressources comme les effets de la
purgation, sont absolument ignorés. J'ai eu
plusieurs fois l'occasion de remarquer des
absences de sensibilité interne; mais il y en
a eu peu de semblable à celle que j'ai éprouvée. Je vais parler de moi.

Une suite d'événemens, qu'il est inutile
de raconter, m'a porté dans la contrée
qu'habitait feu PELGAS, et par suite j'eus
l'occasion de connaître ses principes. Affligé
d'une maladie chronique, que je portais
depuis nombre d'années, résultante des
causes dont je parle à la page 95, je fus
assez heureux pour faire sa connaissance.
J'étais tourmenté de douleurs, affecté de
dépôt et ulcère, et menacé d'une fin prochaine. J'avais fait, pour ma santé ce qu'il
était en mon pouvoir, pendant plusieurs
années, et je ne m'en étais pas rapporté à
moi seul. J'étais imbu de principes qui
n'étaient certainement pas ceux de cette
méthode. Je croyais tout ce que le commun des hommes croit. Je pensais comme
nos auteurs, dont j'étais nourri des prin-

cipes. Il fallait enfin raisonner, et j'ai raisonné. Si j'ai pu ouvrir les yeux à la lumière qui m'a été présentée, pourquoi ne
croirai-je pas que, dans la position fâ-
cheuse comme la mienne, il se trouvera un
bon nombre de malades de toutes les
classes qui raisonneront enfin pour leur
conservation ? Il faut aider ceux qui peuvent nous aider : le meilleur avocat ne ga-
gnera point le procès de sa partie, si celle-ci ne travaille pour lui donner de bons
moyens de défense ; le ministre le plus
zélé de la Religion ne nous raccordera
point avec Dieu, si notre âme ne nous
porte à la conversion ; de même, le meilleur
Médecin, celui qui sait guérir, échouera
dans son entreprise, si le malade ne le
seconde point ; tant il est vrai que rien ne
se fait, sans un concours de volontés et
d'efforts réunis. J'entrepris ma guérison,
et je suivais mon traitement selon l'article
4 de l'abbréviation. Tout à coup, c'était le
matin à mon réveil, je me sentis attaqué
d'une douleur violente dans le bas-ventre ;
je me levai pour prendre une dose de purgatif ; mais il m'était impossible de me dres-
ser ; j'étais le corps ployé, le ventre sur
les cuisses. J'avalai la potion, comptant
qu'elle me délivrerait bientôt de ma douleur, qui augmentait toujours ; il en fut

autrement : plusieurs heures s'écoulèrent;
n'éprouvant point d'évacuation, je pris une
seconde dose, dans l'espoir d'aider à la
première ; nulle évacuation encore ; j'en répétai de suite une troisième, et ainsi plusieurs successivement. Il faut remarquer
que ces doses étaient tantôt purgatives, et
tantôt vomi - purgatives, dans l'intention
d'évacuer par une voie, ou par l'autre :
mais mes tentatives furent sans succès. J'u-
sai de lavemens, même fortement purgatifs, toujours sans obtenir d'évacuation, et
le mal allait croissant. Le délire commen-
çait à s'emparer de moi. Le bon PELGAS
était là. « Je ne vous laisserai point mourir,
me dit-il, l'âme tient au corps; et vous et
moi, ne faisons qu'un. » Je le prévins pour
les emplâtres vésicatoires aux jambes, et il
me les apposa. Ce fut après que ces emplâtres eurent pris et attiré aux jambes une
forte portion de la *sérosité* qui, par sa
grande acrimonie, crispait mes intestins,
que, libres alors, l'évacuation s'établit avec
une abondance proportionnée au nombre
de huit à dix doses avalées les unes sur
les autres : quelle crise! Tous ceux qui n'ap-
prouvaient point mon traitement, furent
forcés de céder à l'évidence; j'évacuai la
putridité toute pure; les effets en furent
tels, qu'il fallut ouvrir toutes les croisées;

et chacun avoua que les plus importantes vérités, en médecine, étaient masquées par un grand défaut de connaissance du matériel agissant. Mon corps ayant recouvré sa sensibilité ordinaire, je répétai la purgation jusqu'à ce que la masse de mes humeurs en fût renouvellée, c'est-à-dire, en suivant l'article 4 de l'abbréviation. On voit, par ce récit, comme l'article 3 a été rigoureusement suivi. Ce traitement se composa d'environ cent cinquante doses, dans l'espace d'à-peu-près six mois, sauf les précautions que j'ai dû prendre dans la suite en défiance de ma mauvaise constitution, et pour ne pas retomber.

C'est en pratiquant, comme je l'enseigne, que je me soutiens. Mon auteur y a mis cette condition pour que j'eusse des droits à la vie jusqu'à soixante ans. Il s'y connaissait un peu, car il ne s'est pas trompé sur la fin de la sienne. Né avec une constitution proprement dite viciée, issu de père et de mère morts, l'un à l'âge de quarante-deux ans, et l'autre à celui de quarante-huit, après avoir passé dix ans de leur vie dans de cruelles souffrances ; (hélas ! j'en vois la cause aujourd'hui dans l'insuffisance de la Médecine, mais il est trop tard.) Plusieurs enfans sont venus après moi, et aucun n'a pu être élevé. Faible de structure, j'ai passé l'enfance en souffrant le plus souvent, et avec la maladie pédiculaire, malgré les soins que prenait en esclave ma pauvre mère. L'âge de l'adolescence ne m'a guère été plus favorable. Beaucoup de saignemens de nez, de douleurs de dents ; des fièvres pendant dix mois, plusieurs maladies et des saignées des plus préjudiciables dans ma triste situation, ont été mon partage. Le dirai-je, à l'âge de puberté, donnant quelques signes de vigueur, mes contemporains voulurent bien m'appeler *trompe-la-mort*. Enfin , avant l'âge de vingt-cinq ans, j'étais pris de douleurs rhumatismales qui se portaient dans toutes les parties de mon corps, et m'arrêtaient au moment où j'y pensais le moins. Telle était l'origine, la *cause*, ou la source de la maladie, avec ou à l'occasion de laquelle j'ai fait la connaissance de la Médecine naturelle, de cet art rapproché de la Nature, ou en harmonie avec ses besoins. L'opinion, lecteurs, d'un Médecin maladif comme je l'ai toujours été, est de quelque poids dans la balance des systèmes et des opinions reçues. J'ai vu comme tout autre peut voir ; mais j'ai senti plus que personne.

Mon épouse, à laquelle on a bien voulu prédire un prochain veuvage, aussitôt que la résolution de notre mariage fut connue, n'est pas née non plus avec une bonne constitution. Elle a vomi la bile noire en naissant, et elle était contrefaite. Ç'a été en faisant comme lui a enseigné son père, et comme il faisait lui-même, qu'elle a survécu et qu'elle se soutiendra, je l'espère, encore long-temps, pour mon bonheur et pour le bien - être de quelques malheureux.

Le bon PELGAS, dès l'âge de quarante ans, était atteint de l'asthme et de l'hydropisie; c'est par l'emploi de ses moyens, par l'usage de la Médecine naturelle, enfin, qu'il a écarté ces deux maladies, et qu'il s'est prolongé la vie jusqu'à celui de soixante-douze, et que, pendant cinq ans, à notre connaissance, il a lutté contre l'état de décrépitude, en usant courageusement des mêmes moyens.

Parlons aussi de notre enfant, aujourd'hui l'épouse de M. COTTIN, apothicaire, à Paris. Elle est née avec la suppuration établie à un œil, menacée de suffocation ou d'étouffement, tranchée de coliques et dans un état qui a fait désespérer de la possibilité de l'élever, à tous ceux qui l'ont vue. Attaquée, à l'âge de seize mois, de la petite-vérole, avec la fièvre putride, elle laissait peu d'espérance de survivre. Dans la

5

suite, elle a été en proie à de fréquens
maux d'yeux, inflammatoires et autres; à
des tayes et à des convulsions qui pro-
duisaient des mouvemens de rotation, ou
tournoiement des globes de la vue, avec
des secousses réitérées de toute la tête; en
outre, à différens dépôts glanduleux, à une
fluxion scorbutique dans la bouche, sur les
gencives et les lèvres; enfin, elle a essuyé
un ensemble de maladies qui se succédaient
les unes aux autres; ou plutôt c'était un état
permanent de maladie qui eût infailliblement emporté la malade, sans une forte résolution de notre part pour le combattre
jusqu'à la fin, par les moyens de notre méthode et d'après notre conviction, les lumières de notre pratique et ce que l'amour
paternel nous inspirait. Bien convaincu aussi
que tout malade périt de sa maladie, et qu'il
ne peut succomber par l'action du traitement analogue à sa *cause*, nous avons eu
le bonheur de triompher. La malade a donc
commencé la purgation dès le lendemain
de sa naissance; ce traitement a été répété
tant et tant de fois, que nous devons craindre
qu'on ne nous en croye pas sur notre parole.
Cependant nous affirmons que jusqu'à l'âge
d'environ dix ans, l'enfant a pris ou répété
les doses dans la proportion au moins du
quart du temps que son existence avait alors

parcouru, c'est-à-dire, environ mille doses,
tant vomi-purgatives que purgatives. Dans
la suite, sa constitution s'est un peu améliorée, tellement que la purgation n'a plus
eu lieu, de dix jusqu'à douze ans, que dans
la proportion d'environ un sixième ; de
douze à quatorze, dans celle d'un dixième
à-peu-près, et successivement en diminuant
jusqu'à l'âge d'environ dix-sept ans, que la
santé de la malade a pu compter parmi les
bonnes. Nous devons observer qu'une cause
accidentelle a grossi ce nombre de purgations : c'était l'insensibilité du corps de la malade. Telle dose qui eût produit, à tous autres individus du même âge, huit ou dix
évacuations, n'en faisait quelquefois pas
éprouver plus de deux à notre enfant, encore étaient-elles des plus médiocres : de là
le retard de sa dépuration. La Nature, en
elle, refusait le service ; c'était la preuve de
ce qu'elle était vigoureusement affectée, et
que sans un secours aussi efficace la malade
eût succombé. Nous observerons encore
que les doses qui ont été administrées furent bien autrement volumineuses, ou plus
fortes, que celles qui conviennent ordinairement aux enfans de l'âge de la malade :
nous disons les enfans aussi faciles à émouvoir qu'ils le sont généralement. Les doses
de notre malade auraient purgé abondam-

5

ment beaucoup d'hommes forts ou robustes,
et elles ne lui faisaient que peu ou souvent
rien. On se tromperait donc si l'on pensait
que les doses ne dussent être que relatives
à l'âge et à la force des sujets, puisqu'il est
évident qu'elles doivent toujours être réglées, quant à leur volume ou à leur activité, d'après la sensibilité interne des corps,
quels que soient les malades, et pour qu'elles
produisent les évacuations telles que les conditions des guérisons l'exigent pour la gé-
néralité.

Des hommes d'un mérite reconnu ont
refusé d'admettre que cette méthode ren-
fermât une découverte ; ils reconnaissent
bien la vérité de son principe ; mais ils allè-
guent qu'il est impossible que tous les gens
de l'art, et particulièrement les anatomistes
célèbres, n'aient point vu la *cause* des maladies telle qu'elle y est expliquée ; ils prétendent encore que la méthode ordinaire
ne diffère de celle-ci que quant à la manière
d'évacuer cette *cause* des maladies. Il y a,
disent-ils, des praticiens qui la voient dans
le sang : raison pour qu'ils répandent ce
fluide. Les uns espèrent l'évacuer par les
sueurs ou la transpiration ; ils procèdent en
conséquence de cette opinion ; les autres,
par les urines, au moyen des diurétiques et
apéritifs ; plusieurs fondent leur espoir sur

les emplâtres vésicatoires, les cautères, les ventouses, les sétons, et autres moyens externes. Pourquoi plutôt ne pas reconnaître ou ne point convenir que le plus grand nombre des praticiens, les purs méthodiques, laissent à la Nature le soin de se guérir elle-même, et que ce sentiment est diamétralement opposé à l'unique manière de guérir ? C'est faire une découverte, qui a même un grand mérite, quand on trouve, pour conduire au pays qui déjà est connu, un chemin plus sûr et plus raccourci que celui qui existait auparavant. On ne peut refuser à cette méthode le mérite qu'elle a d'indiquer avec le pays le véritable chemin qui puisse y conduire le plus directement. Ses moyens pour le soutenir sont les plus simples ; ils sont pris où tout le monde peut les voir. De nombreuses réussites sur différens points de la France, et qui peuvent venir à la connaissance des personnes qui les ignorent encore, prouvent assez que les traitemens qui les avaient précédées n'étaient point en rapport avec les besoins de la Nature ; elles démontrent aussi jusqu'à l'évidence, que ceux qui avaient dirigé ces traitemens, n'étaient pas bien instruits du chemin le plus court, c'est-à-dire, de la *cause* des maladies, ni des ressources de la purgation. Comment se conduit-on en général ? On agit d'après des données incertaines ; on fait dans l'occasion ce qu'ont fait les devanciers ; on suit le plus souvent un guide infidèle. Si on reconnaît bien la *cause* des maladies, si on en conçoit le principe, si on se rend parfaitement raison de ce que c'est qui fait souffrir, on ne marchera point par une voie incertaine, et on ne fera point de tout un peu, selon qu'il est d'usage ; on prendra la seule voie de la curation qui existe et qui est indiquée. Ceci ne serait-il pas plus satisfaisant pour les hommes de bonne-foi, que d'admettre qu'il s'agisse d'une découverte ou d'en contredire la réalité ? Heureux les malades qui sauront écarter tout traitement capable de leur être nuisible !

Une méthode aussi opposée aux méthodes existantes, aussi contraire aux notions reçues, aux préjugés, qu'elle attaque, à des intérêts divers, qu'elle blesse ; renversant, enfin, tout le vain échaffaudage des systêmes, doit trouver pendant long-temps encore de nombreux contradicteurs. Si elle n'a point rendu plus de services à la classe malade, ça été la faute de l'ignorance et de la méchanceté, qui lui ont présenté plus d'obstacles à vaincre que les maladies réputées le plus incurables. Dans ses premiers débuts, elle a eu à lutter contre les efforts réunis de tant de personnes d'opi-

nion contraire ; ses succès, en lui conqué-
rant des amis, lui suscitèrent des ennemis,
et l'amour-propre humilié ou vaincu n'avoue
pas sa défaite. Mais il est une arme qu'emploie le moins fort ; il observe et saisit toutes
les circonstances qu'il croit pouvoir lui être
favorables. En nous laissant ses découvertes
et sa pratique, notre auteur nous a transmis
les contradictions qu'il a éprouvées lui-
même. Quoi qu'il en soit, nous renouvelons
souvent à sa mémoire l'expression de notre
vive reconnaissance, notamment à chaque
fois que nous avons le bonheur d'arracher
à la mort un malade généralement désespéré, ou de délivrer de ses cruelles souffrances celui dont le traitement à cet effet
a été jusqu'alors infructueux ; et d'après une
aussi douce satisfaction, nous nous sentons
la force d'avoir raison seul.... Plus il sera
guéri de malades par notre méthode, plus
nous serons heureux et dédommagés des
déboires que ses ennemis peuvent tenter de
nous faire essuyer. Et que peuvent contre
l'amour du bien les efforts d'une jalousie
dirigée par d'ignobles motifs, le vil intérêt ?
Nous pouvons encore dire au public, bon
juge en cette partie, que, considérée sous
le rapport de l'économie, notre méthode
est des plus méritantes. La promptitude de guérison qu'elle assure, si elle est

bien entendue, met les malades à l'abri de
ces dépenses toujours trop considérables
pour les trois-quarts de la population ; dépenses résultantes nécessairement de la longue durée des maladies, si souvent éterni-
sées, et tellement ruineuses qu'il n'est pas
rare que de malheureux enfans perdent leur
fortune avec leurs principaux soutiens. Les
moyens qu'elle indique sont peu dispendieux, et elle rejette ce luxe d'inutilités qui
ne guérit point les malades ; elle évite au
malheureux cette longue privation de travail qui lui ôte ses ressources journalières,
et au riche comme au pauvre, elle épargne
des souffrances !

Que d'injustices envers le talent de guérir seront commises encore, tant que cet art
ne reposera point sur des principes vrais !
Que de maux on n'évitera point, tant que
certains usages ou préjugés resteront en
vigueur ! L'esprit public, en ce qui con-
cerne la prompte guérison des malades,
s'oppose tellement à ce but de l'art, que
l'on croit si bien que les maladies doivent durer long-temps, qu'on semble vouloir qu'il en soit ainsi. Malgré qu'il soit vrai
qu'à la faveur de cette méthode on peut
guérir la plupart des malades en quelques
jours de traitement, et par centaines, à des
époques où il y en a beaucoup, contre un

très-petit nombre qui se feraient traiter autrement, même pendant plusieurs mois,
l'erreur, le cas arrivant, lui en contestera
le mérite; l'imposture alléguera que ces maladies si promptement détruites n'étaient
point des maladies à caractère; mais seulement de légères indispositions; la mauvaise foi s'efforcera d'en tirer la preuve dans
la promptitude de leur cessation par quelques doses purgatives; et, pour faire triompher la vérité, il se trouvera peut-être trop
peu de personnes en état de concevoir ou
capables de dire que si ces maladies cessent
promptement, c'est parce que les purgations
sont dirigées contr'elles, et qu'elles en attaquent directement la *cause*, ainsi qu'elles
l'évacuent. Cette manière de voir est tellement générale, qu'on n'attribue souvent de
l'habileté au praticien que d'après la durée
de la maladie. Plus une maladie a duré long-
temps, plus le malade a couru de dangers,
et plus il est resté dans un état inquiétant,
plus on croit que sa maladie était difficile à
détruire, et plus le médecin acquiert de renommée. Trente à quarante visites, sur-tout
à raison de deux ou trois par jour, donnent
beaucoup de relief et d'importance; et on
ne voit pas, et on ne voudra pas voir, que
ça été la faute du traitement, qui n'a point
expulsé la *cause* de la maladie dès son ap-

parition ! Si cette vérité pouvait déplaire, ce que nous ne pensons pas, nous invoquerions pour notre justification l'utilité de tous, qui est notre unique mobile et le seul objet de nos vues. On peut parfaitement posséder la science de son état, et n'être point capable d'innovations utiles; on peut être rempli de connaissances et de belles qualités, et ne point posséder le talent de guérir. Les découvertes ne sont souvent dues qu'au hasard; personne n'est obligé d'inventer, et nul ne démérite pour n'avoir point rencontré l'occasion favorable à l'acquisition de connaissances ultérieures.

Il existe une classe nombreuse d'hommes qui n'a besoin, pour être à elle-même son propre médecin, que d'avoir la clef de cette méthode; mais il en existe une autre qui vraisemblablement ne connaîtra même pas cet ouvrage, parce qu'on n'a point la prétention de l'élever au niveau de ses hautes conceptions; elle se compose de trop de gens qui n'aiment point la simplicité, auxquels il faut, selon l'étiquette et le ton reçu, des médecins qui leur évitent la peine de penser et de réfléchir sur la situation de leur santé. Avec de grands mots on éblouit jusqu'au grand monde : les préjugés de l'éducation font le reste. On croit mieux un article de foi, qu'on ne peut se suffire à

soi-même en suivant une méthode appuyée
sur des faits. Les médecins sont au moins
généralement trop réservés pour entretenir
les malades de la *cause* des maladies et de
ce qui les fait souffrir ; ils sont aussi trop
polis pour dire à un malade titré que son
corps renferme une corruption, et que c'est
la matière gâtée qu'il faut évacuer pour guérir, et qu'à défaut d'évacuation elle pourra
causer la mort par lésion de parties internes.
D'ailleurs, un tel langage serait contre les
règles ; il blesserait l'oreille des superbes ;
des divinités ne sont ni corrompues ni corruptibles dans leurs humeurs. Ainsi qu'on
donnera peut-être toujours la préférence
au beau sur le bon, à la curiosité factice sur
l'utilité réelle, de même il est à craindre
qu'on ne préfère, pendant bien des années
encore, les palliatifs aux remèdes curatifs,
et, en conséquence, on aimera mieux mourir d'après les formes du suprême bon ton,
que de prolonger son existence par des
moyens simples, naturels, ou appartenant
au raisonnement le mieux appuyé, reposant
sur la vérité la plus palpable : être inhumé,
comme l'on dit, avec les honneurs de la
guerre, c'est bien plus beau que d'être obs-
curément enterré. Ces mêmes malades ai-
meraient mieux se laisser mourir que de
prendre un certain nombre de potions pur-

gatives pour se guérir, la plupart très-prompt-
tement; les uns, en chassant de leurs corps,
par la purgation, la masse des matières corrompues et la *fluxion* qui les débilitent progressivement depuis le commencement de
leurs maladies, et qui, faute d'être évacuées,
finiront par les anéantir tout-à-fait; les autres, en purgeant leur individu de la putréfaction corrosive, qui, autrement, leur
endommagera les viscères, arrêtera leur
sang et leur causera la mort. Notre procédé
ne manquerait pas de les rebuter; ils pré-
féreront, au seul moyen curatif qui puisse
exister, un *régime* ordonné avec beaucoup
d'appareil, de combinaison, de science, et
de méditations, tant à l'égard des alimens
que sous le rapport de l'exercice. Il est bien
plus noble de se promener à cheval, en
voiture, et d'attendre qu'il plaise à la Nature
de se guérir, que d'aller à pied à sa garde-
robe évacuer la putridité qui tue tant de
de malades. Ainsi, tant de victimes de l'insuffisance et de l'erreur, passent un reste de
vie dans des maux que l'on peut aisément
détruire. On se contente de les adoucir;
on fait diversion au moral par une variété
de situations; on tourne autour du point
essentiel; on ne l'aperçoit pas; la maladie
suit son cours; elle fait des progrès, et le
malade meurt !....

Le chirurgien Pelgas n'a pu traiter son sujet sans taxer d'insuffisance beaucoup de médicamens qui sont ordinairement employés au traitement des malades ; il n'a pu dissimuler que la confiance dont jouissent ces moyens, provient uniquement d'un retard d'ultérieure expérience, que ses conceptions et sa pratique lui ont fait acquérir ; il a dû signaler d'autres moyens, ainsi que les procédés qui réunissent à ce caractère d'insuffisance l'aptitude de nuire ou préjudicier à la santé comme à la vie des malades ; mais en mettant au jour des connaissances qui manquaient à l'art, ou qui avaient été négligées ou peu senties, il n'en honorait pas moins la mémoire des grands hommes auxquels l'on est redevable de tant de choses utiles. Si, de ce que nous avons adopté ses principes et développé sa méthode, quelqu'un en concluait que notre consideration pour les praticiciens de nos jours fût moindre que la plus haute qu'ils peuvent inspirer par leur zèle éclairé, par leur sagacité, et toutes les qualités dont un grand nombre se trouvent revêtus, nous serions blessé des coups de cette erreur ou injustice, et nous leur opposerions la sincérité de nos protestations à ce contraires.

DÉNOMINATION

DES MALADIES.

Il était utile de donner, à chacune des manières dont la MALADIE attaque la santé et la vie de l'homme, un nom particulier; mais on a supposé qu'il pouvait exister des maladies distinctes dans leur *cause* interne, et il leur a été donné des noms propres. C'est ainsi que le champ des conjectures s'est encore aggrandi, et que les idées des curieux ont pu se promener sans guide comme sans point d'arrêt.

On parle toujours du siège des maladies; mais personne n'explique ce que c'est qui prend siège. Si on a compris l'explication de la *cause* des maladies, on a des connaissances ultérieures, et on sait que les humeurs dégénérées, dépravées, corrompues ou putréfiées, produisent une *sérosité* qui se mêle avec le sang. Il est reconnu que le sang circule dans toutes les parties du corps; on doit donc reconnaître aussi qu'aucune de ces parties n'est à l'abri de recevoir le siège d'une maladie, puisque le sang peut déposer, partout où il circule, cette partie fluide des humeurs qui ne peut, par les rai-

sons qui en ont été déduites, s'allier avec lui.
Par une suite de ce système de nomenclature de maladies, sans doute déjà beaucoup
trop étendue, on eût pu les multiplier à
l'infini, puisqu'on peut faire du corps humain un nombre incalculable de parties par
autant de subdivisions ; la matière n'en eût
été que plus embrouillée : elle l'est déjà bien
assez. Mais qu'importe à la guérison du malade, que ce soit dans la première ou dans
la seconde phalange de ses doigts que la
douleur dont il est affligé ait son siège ?
Que fait à sa guérison l'engorgement d'une
glande parotide ou celui d'une glande in-
guinale, celui d'une glande conglobée ou
celui d'une glande conglomérée ? Sera-t-il
plutôt guérie si sa fièvre est tierce que si
elle est quarte ? Sera-t-il plutôt délivré de
sa douleur si elle est *migraine*, ou si elle
est ambulante ou périodique dans ses différens membres ? Toutes les différences de
maladies qui sont marquées dans les méthodes médicales, ne servent certainement
point à guérir les malades ; l'évènement en
répète trop souvent la preuve pour que l'on
puisse conserver quelque confiance en ce
système, qui est très-nuisible, parce qu'il
éloigne du but principal et parce qu'il compromet la vie et la santé des malades, d'autant plus sûrement que les moyens adaptés

à chacune de ces maladies n'ont nul rapport
avec la *cause* matérielle de la *maladie* du
corps humain. Mais il importe au rétablissement de la santé comme à la prolongation de nos jours, de reconnaître la matière
qui a pris *siège*, la source qui l'a produite,
la malignité dont elle est pourvue, et les
moyens de nous en délivrer sans porter atteinte au principe de notre vie. Ce n'est donc
que pour nous conformer à l'usage que nous
allons parler des maladies qui ont reçu des
dénominations.

MALADIES DU TRONC.

Vers.

Les vers sont formés dans la masse des
humeurs qui séjournent dans l'estomac et
dans les intestins, parce que ces matières
ont acquis, par la dégénération, une nature limoneuse propre à la concrétion de
ces insectes. Ce sont ces matières qui causent toujours la maladie qui est accompagnée de vers, et non pas cette vermine,
comme le vulgaire le croit. On leur donne
différens noms, tels que crinons, strongles,
ténia, solitaire, etc. ; ils existent sous diffé-

rentes formes ; ils sont quelquefois liés ensemble et sortent par pelotte ; quelquefois ils sont divisés et sortent l'un après l'autre. Lorsqu'ils remontent le long du canal, ils peuvent sortir par la bouche et même par le nez. Ceux qui les rendent par les voies supérieures sont les plus exposés, car c'est la preuve que la Nature est fortement encombrée de corruption et de vermine, qui peuvent causer ensemble ou la mort subite ou de très-courtes maladies, tant elles peuvent être meurtrières. On parle beaucoup du ver solitaire ; on lui donne ce nom vraisemblablement parce qu'il se trouve presque toujours seul, il est souvent d'une longueur excessive ; on en a vu de soixante à quatre-vingt pieds, dentelé d'un bout à l'autre. Cet insecte n'est peut-être jamais sorti entier : on le rend par bouts. Ceux dont les entrailles contiennent des vers, ont pour l'ordinaire le teint terne, le tour des yeux noirs ; ils sont pâles, languissans ; ils éprouvent souvent des maux de tête, une pesanteur, des assoupissemens, des palpitations, lassitudes et autres incommodités. Les enfans sont les plus sujets aux petits et moyens vers ; les grandes personnes, sans en être exemptes, sont particulièrement atteintes du ver solitaire. Ce ne peut toujours être qu'un service imparfait que de faire évacuer des vers par l'usage des vermifuges seuls; il est même souvent dangereux. En rompant la masse qui les contient, et dans laquelle ils ont été formés, les vers peuvent se répandre dans les replis des intestins; ils peuvent en percer les tuniques et causer les accidens les plus funestes. Au surplus, il ne faut point une grande dose de génie pour bien reconnaître la *cause* de la formation des vers; tout le monde sait qu'il ne s'en forme point dans un morceau de viande saine, et personne n'ignore qu'ils s'engendrent dans un morceau de viande gâtée. On doit donc reconnaître que les vers ne pouvant prendre naissance dans le corps d'un individu dont les humeurs sont saines, ne se forment que dans des humeurs dépravées, en quelque part qu'ils aient leur séjour. Si on veut reconnaître aussi que la dégénération des humeurs, qui accompagne toujours les vers, affaiblit la santé, nuit à l'accroissement de tout individu, détériore sa constitution, s'oppose au développement de ses facultés, on s'empressera de pratiquer la purgation ainsi qu'il convient, puisque par ce moyen on rend les plus grands services aux enfans, tant sous le rapport de leur accroissement, que l'on favorise, que sous celui de la conservation des jours de tous les êtres qui se trouvent dans le cas

vermineux. L'article premier de l'abréviation est applicable à ce cas, sauf à se conduire, au besoin, d'après le quatrième, vu
que cette affection est presque toujours la
production d'une dépravation chronique,
c'est-à-dire, ancienne, des humeurs. Le
vomi-purgatif est indiqué contre la plénitude de l'estomac, et particulièrement si le
malade a rendu des vers par cette voie. Le
purgatif expulse, avec les vers, les matières
qui les ont formés, les entretiennent, et
pourraient en produire de nouveaux si l'u-
sage n'en était pas répété jusqu'à régénération de la masse des humeurs. Cette méthode a fait rendre nombre de fois le ver
solitaire en différens pays, comme à Paris,
Orléans, Nevers, Saint-Quentin, etc.

CONVULSIONS.

Si la *cause* des maladies était reconnue,
on n'entendrait pas dire, par toutes sortes
de gens, que les convulsions sont causées
par les vers. Les enfans en bas âge, les
adultes, et même les personnes âgées, sont
exposées aux convulsions; c'est un genre
de maladie comme un autre. Les vers, dans
les parties du corps où ils reposent, sont

à coup sûr trop éloignés de l'origine des
nerfs pour causer des convulsions. L'inspection anatomique a toujours démontré le
contraire, car on en a rarement trouvé dans
ceux qui étaient morts en convulsion. La
fluxion qui émane des humeurs corrompues, soit que ces matières aient formé des
vers, soit qu'il n'en existe point, est, par sa
nature et le siège qu'elle occupe, la seule et
véritable *cause* des convulsions. Quelles
qu'en soient les dénominations et le caractère, elles ont toujours lieu lorsque le sang a
rassemblé la *fluxion* au cerveau, et que celle-
ci s'épanche sur les nerfs, qu'elle met en contraction par sa forte âcreté. Si cette *sérosité*
est corrosive, elle peut arrêter le cours des
fluides et causer la mort très-promptement,
ainsi qu'il arrive aux êtres qui perdent la
vie dans cette affection. La purgation, ne
fait point d'exception; elle délivre les nerfs
comme toutes les autres parties du corps, si
ce moyen est employé en temps utile. L'article 2 de l'abréviation est applicable à cet
état, sauf, si la constitution humorale du sujet le réclame, à se conduire d'après le 4^{mic}.
Il est plus sûr et plus expéditif de commencer le traitement par une dose de vomi-purgatif le matin, et une dose de purgatif dix ou
douze heures après, vu que cette maladie
participe souvent du cas prévu dans l'ar-

ticle 3. Cette explication peut suffire pour opérer la guérison de toutes les maladies nerveuses, ou attaques de nerfs proprement dites, qui céderont aux purgatifs réitérés si la maladie n'est point trop invétérée ou par trop vieillie, si les malades ne sont point trop âgés; autrement, ou dans le cas d'incurabilité, on ne ferait qu'exciter l'irritation nerveuse. Cette affection reste donc au domaine de la médecine palliative; mais si le malade présente encore des ressources et donne de l'espérance, il doit se délivrer de cette affection en conduisant le traitement d'après l'article 4 de l'abréviation; en observant de suspendre les purgations après une forte commotion nerveuse survenue, pour les reprendre après quelques jours de repos, que l'on trouve souvent plus de dispositions pour l'évacuation de la *fluxion*. C'est pour avoir trop donné de confiance aux calmans de toutes espèces, et pour avoir négligé l'évacuation de leur *cause*, que ces affections sont devenues incurables.

FIEVRES.

On voit à certaines époques de l'année un grand nombre de malheureux attaqués de la fièvre, qu'ils portent pendant trois et six mois, un an et même deux, et plusieurs finissent par y trouver le terme de leur existence. Ces malheurs n'arriveraient point si on voulait reconnaître la vérité, car il n'y a point de maladie plus aisée à détruire ordinairement que la fièvre récente. La fièvre, soit qu'elle existe comme maladie principale, telle est l'intermittente, soit qu'elle accompagne ou complique une maladie quelconque, est le mouvement du sang déréglé par la *fluxion* ou *sérosité*, qui, en durcissant les valvules des vaisseaux, et en en comprimant les parois, ralentit le cours des fluides jusqu'à engorgement, et cause ainsi le froid, le tremblement et les douleurs. D'un désordre en naît un autre ; il est dans la nature du sang de faire des efforts contre tout obstacle qui s'oppose à sa circulation ; il reprend donc un cours accéléré, c'est-à-dire, avec une rapidité, une impétuosité relatives à l'impulsion que la *sérosité* qui se trouve mêlée avec lui, donne à la circulation en proportion de son âcreté ou de sa chaleur brûlante. C'est ainsi que la *fluxion* cause un chaud extraordinaire partout le corps, une soif ardente, des douleurs de tête, de reins, et dans tous les membres ; enfin, par la cessation ou l'effet terminé de la fermentation, et d'après ces deux mou-

vemens extraordinaires, le mouvement naturel, dans la fièvre intermittente, se rétablit; les douleurs se calment, la chaleur
cesse, l'accès se termine, et le malade
croit souvent que c'est le dernier; à moins
que cet accès ne soit suivi d'un subsé-
quent, comme dans les double-tierce et
double-quarte. Plus la *fluxion* a de malignité, plus les accès sont forts, longs et
fréquens; si le sang la porte au cerveau,
elle peut causer le délire, la fièvre inflam-
matoire; si les humeurs sont putréfiées,
il en résulte la fièvre putride; pourprée,
s'il s'élève sur la peau des pustules brunes
ou noirâtres. Ces cas annoncent toujours
un danger imminent. On appelle fièvre
intermittente, toute fièvre qui laisse un
intervalle entre ses accès; celle qui n'en
laisse point s'appelle fièvre continue. La
fièvre, dont l'accès se reproduit tous les
jours, se nomme quotidienne; lorsque l'accès ne revient que tous les deux jours, c'est
une fièvre tierce; s'il n'arrive que tous les
trois jours, la fièvre est quarte. La fièvre
est double-tierce et double-quarte, lorsque deux accès distincts et séparés, ont
lieu dans le même jour des fièvres tierce
et quarte. Il y a des fièvres eudémiques,
particulières et fort communes en certaines
contrées; il y en a d'épidémiques et con-

tagieuses, telles la fièvre jaune, et autres
dénominations, qui ne les écartent pas
pour cela du traitement commun dont il
va être parlé. Les fébrifuges, et le quinquina, particulièrement, dont on a fait un
spécifique, qui a encore beaucoup de partisans, malgré ses mauvais effets, si souvent remarqués, peuvent dissoudre les humeurs corrompues, ce qui fait souvent dis-
paroître les accès de fièvres. Mais le sang
qui reste surchargé de ces matières, ainsi
que du remède et de la *fluxion*, les rassemble et les dépose ensemble dans quelque cavité. Voilà la cause la plus générale
des maladies de poitrine, de l'hydropisie, et de toutes les maladies de langueur qui jettent les malades dans le marasme, ou la consomption, pour les conduire au tombeau, après de longues et
pénibles souffrances. Cet événement est
trop commun pour que, qui que ce soit,
puisse en nier la cause.

Toute fièvre intermittente, traitée dès le
premier ou le second accès, et si le malade
jouissoit auparavant d'une bonne santé, peut
être détruite en évacuant d'après l'article premier de l'abbréviation; ou d'après le deuxième, s'il a déjà éprouvé un certain nombre
d'accès. S'il s'agit d'un fièvreux, dont la santé

n'était pas bonne auparavant d'avoir pris la fièvre, il doit être évacué d'après l'article 4, comme celui dont les accès de fièvre se reproduisent depuis quarante jours, ou plus. Le vomi-purgatif est presque toujours nécessaire dans le traitement des fièvres, et souvent même indispensable; c'est donc presque toujours par lui qu'on doit commencer, et après l'avoir fait succéder par quelques doses de purgatif, on le répète, s'il y a encore embarras des premières voies, ou douleur en quelque partie supérieure; autrement, la guérison est achevée par l'usage du purgatif seul, suffisamment répété. Il est généralement indifférent que le vomi-purgatif soit pris au commencement de l'accès, ou pendant sa durée. Quant au purgatif, l'observation a démontré qu'il vaut mieux, dans la fièvre intermittente, le donner, soit plusieurs heures auparavant l'accès, soit vers son déclin; par cette précaution, on évite que les effets de la dose se rencontrent avec le plus fort de l'accès, et on épargne quelques mal-aises. Mais quand la fièvre est continue, on ne peut faire autrement que de donner toutes les doses pendant sa durée; si on attendait la cessation de la fièvre, on pourrait plutôt recevoir le coup de la mort, qu'éprouver un changement heureux.

6

Toutes les fois que, dans ses débuts, la
fièvre, quelle que soit sa nature, annonce de
la malignité, comme lorsqu'il y a inflammation, délire et autres signes carractéris-
tiques de maladie violente, ou des signes
d'épidémie et de contagion, ou si ces
sortes de fièvres sont régnantes, il faut se
conformer de suite à l'article 5 de l'abréviation. Le vomi-purgatif, alternativement
avec le purgatif, convient, dans ces cas,
jusqu'à ce que le cerveau soit dégagé, et
que le malade éprouve un soulagement;
ensuite le purgatif est employé seul et
d'après l'article 4, jusqu'à guérison.

HYDROPISIE.

Une maladie qui fait presqu'autant de
victimes qu'il y a d'individus qui en sont attaqués, c'est l'Hydropisie, quels qu'en soient
le genre, l'espèce ou la dénomination.
Cette maladie est presque toujours le reliquat d'une maladie primitive, qui a été guérie selon l'usage, sans que la *cause* en ait
été évacuée; par exemple, des fièvres, lorsque l'accès a disparu, au moyen de quelque fébrifuge; d'une gale ou autres éruptions, lorsqu'elles n'ont été effacées que

superficiellement; d'un ulcère cicatrisé, sans
que sa source ait été tarie; enfin, de toutes
autres maladies dont la *cause* humorale
n'a point été expulsée en temps utile. Les
pertes de sang, surtout si elles ont été ab-
bondantes ou multipliées, soit qu'elles
ayent eu lieu par la saignée, les sangsues,
soit par des hémorragies, des saignemens
de nez, abbondans ou fréquens, des pertes
arrivées à la femme par l'immodération de
ses règles, sont autant de causes occasionnelles de l'hydropisie, parce que la diminution du volume du sang ôte le ton aux
vaisseaux, ainsi qu'elle favorise l'infiltration de l'eau, qui vient prendre la place
de ce fluide, pour *causer* ensuite cette
maladie. Les moyens qu'on emploie ordinairement sont les tisanes apéritives, diurétiques, sudorifiques; et lorsque le malade
en a bu pendant long-temps, et en assez
grande quantité pour en être devenu extrêmement volumineux, on lui fait la ponction. Cette opération lui tire beaucoup d'eau
du corps; le lendemain il y en a encore
autant, et on réitère la ponction. On connaît le résultat le plus général de cette
triste situation. Cette maladie serait souvent détruite, si, plutôt que d'emplir davantage le corps des malades, avec toutes
ces boissons qui n'en sortent point, on

usait des purgatifs pour évacuer en abondance l'eau qui domine, ainsi que la masse
entière des humeurs corrompues. Il se
trouve encore beaucoup de malades guérissables parmi ceux qui ont long-temps
accordé leur confiance aux futiles moyens
que nous repoussons ; le succès dépend de
leur âge et des progrès de la maladie.
L'ordre de la purgation à suivre dans ce
cas, est celui de l'article 4 de l'abréviation. Si l'hydropisie est dans la poitrine,
où dans une partie des premières voies,
le vomi-purgatif doit être alterné avec le
purgatif. S'il n'y a que plénitude momentanée de l'estomac, le vomi-purgatif n'est
nécessaire que quelquefois. Si l'hydropisie
est dans le bas-ventre, les pieds, les jambes, les cuisses, ou autres parties basses,
le purgatif seul suffit ; mais il doit être
donné, autant que possible, à fortes doses,
afin d'obtenir un grand nombre d'évacuations abondantes, ainsi que l'exige cet état
de maladie, pour être détruit.

MALADIES DE POITRINE.

Les Maladies dites de poitrine, sont telle-

ment redoutables, qu'elles passent pour
mortelles. L'erreur et le préjugé sont les
plus grands ennemis des malades qui en
sont atteints. Suivant la théorie, ces maladies ont des noms différens; mais comme
la nomenclature n'a rien de commun avec
la guérison, puisqu'on peut les détruire
toutes de la même manière et par le même
raisonnement, si on les attaque en temps
utile, on citera seulement une partie des
signes qui les font reconnaître. Leurs symptômes les plus communs sont la plénitude
des premières voies, l'oppression, l'enrouement, des nausées, une chaleur brûlante
partout le corps, dans les premières voies,
soif ardente ou fréquente altération, la
toux, des crachemens de sang, de pus,
douleurs à la tête, entre les épaules, le
long de l'épine, sur le sternum, dans les
parties lattérales, à la région lombaire,
souvent des frissons, la fièvre, plus ou
moins violente, par la suite, lente ou mi-
nente, la constipation momentanée, ou
momentanément le dévoiement, etc. Le
malade est souvent obligé de se coucher, la tête et la poitrine plus élevées
que de coutume sur le traversin. Le besoin de tenir cette position annonce que
la poitrine s'emplit. Lorsqu'il y a épanchement dans l'un des côtés du thorax, le

malade ne peut se coucher sur celui qui est opposé à l'épanchement, par rapport à la pesanteur que la matière déposée exerce sur le médiastin; si l'épanchement est dans les deux côtés, le malade ne peut se coucher sur aucun; il est forcé de rester sur le dos, la tête et la poitrine fort hautes. Ces maladies doivent être fréquentes; elles le sont effectivement; la manière ordinaire de traiter les malades, dans toutes espèces de maladies, veut qu'il en soit ainsi. C'est parce qu'on ne purge point les corps, de la *cause* des maladies, que la partie fluide des humeurs corrompues passe, avec le temps, dans la circulation, et le sang est forcé de la déposer pour conserver son mouvement. Cette matière, avec la partie glaireuse, recuite et collée aux parrois des viscères, et celle qui croupit dans les entrailles, forment l'ensemble de la *cause* de tous les symptômes, comme de tous les accidens qui arrivent. C'est aussi la structure cave de la poitrine qui donne lieu à cet épanchement. Il est dans la pente ou la marche naturelle des choses, comme dans les lois de la circulation, que l'eau courante qui roule dans son cours des matières héthérogènes, telles que terres mouvantes, sables, immondices, les dépose ainsi que l'observation journalière le démontre dans les parties caves et les recoins du bassin qui la contient. Le sang, en se déchargeant de la surabondance des fluides dans la capacité de la poitrine, sauf les subdivisions de ce dépôt, qui peuvent se faire, plutôt sur tel viscère ou telle membrane que sur tels autres, la maladie en doit prendre le nom. Mais, quel qu'il soit, il est moins important de le connaître qu'il est urgent d'en délivrer les malades, puisqu'on le peut, sans s'arrêter aux dénominations propres et sans connaître tous les points affectés. Il a été dit que l'erreur et le préjugé sont les plus grands ennemis des malades ; et, en effet, les bouillons de navet, de poulet, de mou de veau, les aposêmes ; les loochs, les poudres hydragogues, les syrops de calebasse ou autres, les expectorans, les laits de vaches, de chèvres, d'ânesse, les emplâtres, les cautères, et généralement tout ce qui n'est point fait pour opérer physiquement l'expulsion des matières que le sang a déposées et qui sont amassées dans la capacité de la poitrine, sont uniquement des palliatifs, qui ne peuvent avoir d'autre vertu que de laisser aller, plus doucement peut être, les malades au tombeau, parce que les matières corrompues qui remplissent le corps, finissent, et souvent l'effet en est prompt, par pourrir les viscères, gâter les entrailles, consumer les membranes, raccornir les vaisseaux, ainsi que ces matières détruisent tout principe constitutif de la vie. Les maladies de la poitrine, récentes, sont dans le cas de l'article 2 de l'abréviation ; et dans celui de l'article 4, si elles sont chroniques, ou la suite d'une précédente maladie dont le malade n'a point été délivré. Elles sont toutes récentes ou chroniques, dans le cas des maladies des premières voies, dont il est parlé dans ladite abréviation. En conséquence, elles doivent être traitées avec le vomi-purgatif et le purgatif alternativement, c'est-à-dire, le second évacuant après le premier, et ainsi de suite jusqu'à ce qu'il y ait beaucoup de soulagement dans la poitrine, que le purgatif suffit presque toujours seul, jusqu'à guérison. Mais lorsque la toux est forte, et qu'elle résiste, quand il y a douleur aiguë, crachement de sang, ou de matières purulentes, ou plus ou moins viciées, et particulièrement si le vomi-purgatif fait évacuer beaucoup plus par le bas que par le haut, il faut que les malades prennent cet évacuant deux fois de suite contre une fois le purgatif, parce que celui-ci fait les fonctions de ce dernier, et qu'il est spécial contre ce genre d'affection. Si, au contraire, le vomi-purgatif n'opère point, ou n'opère que très-peu par les voies basses, il se fait alors trop peu de vide; dans ce cas, il faut prendre le purgatif après une seule dose de vomi-purgatif, et ainsi continuer le purgatif, s'il n'y a point d'indication de reprendre l'autre évacuant. C'est le purgatif qui fait sortir la grande quantité de matières et la *sérosité*, que le vomi-purgatif ne peut atteindre. Quand l'affection de la poitrine est sensiblement affaiblie, et lorsque les incommodités des parties dépendantes de la circonscription des premières voies sont de peu d'importance, il suffit ordinairement d'une dose de vomi-purgatif au commencement de chaque reprise d'évacuation, qui a lieu après que le malade a pris quelque temps de repos; laquelle dose est suivie du purgatif pendant plus ou moins de jours qu'on en aura jugé l'usage utile, et d'après ce qu'il en est dit en l'article 4 de l'abréviation.

PLEURÉSIE.

Une autre maladie de poitrine, qui cause beaucoup de ravages, et qui fera toujours succomber assez promptement la

plupart de ceux qui s'en trouveront attaqués, tant que l'on croira que le sang peut
causer l'inflammation et des points de côté,
et qu'on le répandra, c'est la pleurésie. On
la distingue en vraie et en fausse; en vraie,
quand la plèvre est enflammée, qu'il y a
toux, crachement de sang, fièvre brûlante,
douleurs de côté; et en fausse, lorsque l'inflammation et la douleur sont seulement
dans les muscles intercostaux de la poitrine.
Les traitemens ordinaires consistent dans
les saignées, plus ou moins abondantes, ou
réitérées, ou l'apposition des sangsues; on
pratique différentes fomentations sur le côté; on y applique des emplâtres, les vésicatoires, plus propres à y fixer la *cause* de
la douleur qu'à l'évacuer; et d'ailleurs, s'ils
la déplaçaient, ils n'en expulseraient point
la source; on fait boire une quantité de boissons émollientes et diurétiques; on use des
expectorans, des sudorifiques; et si le malade survit à l'insulte que l'effusion du sang
a faite à sa vie, c'est, le plus souvent,
pour languir pendant long-temps, ou jusqu'à la fin de ses jours. Si on concevait que
cette maladie est causée par la *sérosité* déposée, qui, par sa chaleur brûlante, cause
la fièvre, fait ressentir les douleurs au côté
et ailleurs, brûle tellement la plèvre, qu'elle
en forme l'adhérence avec le poumon, ainsi

qu'elle produit le crachement de sang, par la rupture, ou le déchirement de vaisseaux sanguins (tous caractères de la péripneumonie). On reconnaîtrait que cette *fluxion*, avec la masse des matières corrompues, ont bientôt produit l'ulcération, la gangrène, la pourriture de ces viscères; et on sentirait la nécessité indispensable d'évacuer ces matières. La pleurésie vraie commande d'opérer comme il est dit en l'article 3 de l'abréviation. La fausse est souvent détruite en suivant seulement le deuxième. Le vomi-purgatif et le purgatif doivent être pris alternativement. Si la dose de vomi-purgatif a beaucoup opéré par le bas, il en sera répété une seconde auparavant de prendre le purgatif, et la guérison sera achevée avec cet évacuant, répété de temps à autre, d'après ledit article 2 de l'abréviation.

FLUXION DE POITRINE.

Si, aux symptômes de la fausse pleurésie, se joignent une forte oppression, ou une grande difficulté de respirer, avec la toux, on peut donner à la maladie le nom de fluxion de poitrine; il n'y a différence de cette maladie à la première, que parce que le sang a fait le dépôt de la *fluxion* d'une autre manière. Le même procédé et les mêmes moyens en opèrent une guérison aussi assurée. Cette maladie est, pour son traitement, dans le cas de l'article 2 ; mais, de peur d'insuffisance, on peut donner deux doses le premier jour ; on commence par le vomi-purgatif, ensuite le purgatif est réitéré jusqu'à guérison, sauf, cependant, si la *fluxion* résistait, à répéter par fois le vomi-purgatif.

ASTHME.

La difficulté de respirer, périodique ou continue, caractérise l'asthme. Cette maladie est causée par la *sérosité* que le sang dépose aux poumons, dont elle durcit les bronches, et les empêche de repomper l'air de la respiration. On dit que l'asthme est humide, lorsque le malade a une plénitude de poitrine qui le fait tousser et cracher beaucoup ; autrement, c'est un asthme sec. Cette maladie, quel que soit son caractère, est aisément détruite, lorsqu'elle est récente ; elle ne devient incurable que pour s'être trop invétérée, ou parce que le malade est trop âgé pour en être délivré. L'asthme récent et continu doit être traité avec le vomi-purgatif et le purgatif alternativement, et dans l'ordre de l'article 2 de l'abréviation, sauf, en cas d'accès violent, à suivre l'article 3. L'asthme périodique, ou chronique, réclame l'application de l'article 4.

RHUME, ENROUEMENT, TOUX.

Ces affections sont causées par un amas de matières plus ou moins acrimonieuses, qui s'est formé dans les premières voies. Le passage subit du chaud au froid, ou le froid éprouvé pendant long-temps, peuvent en être la *cause* occasionnelle. Il y a beaucoup de personnes qui sont très-sujètes à s'enrhumer, soit de la poitrine, soit du cerveau ; cette disposition provient de plénitude humorale. Souvent elle est telle que la transpiration insensible est rallentie au moindre changement de température ; alors la plénitude des vaisseaux reflue vers les cavités ; ces personnes auraient besoin de se purger à différentes reprises, et assez souvent. L'âcreté de ces matières, en se posant sur les bronches des poumons, excite la toux; sur la trachée-artère, elle produit l'enrouement. Cette affection conduit souvent à la perte de la parole, parce que la *fluxion* se porte sur les nerfs récurrents, qui en sont les organes, et auxquels elle ôte la vibration et le son. La plénitude, refluant vers le cerveau, cause l'espèce de rhume de cette partie; le canal nazal en devient l'émonctoire; souvent la cloison du nez et la membrane pituitaire, en sont affectées, et il en résulte l'enchifrènement et l'éternuement plus ou moins répété. Quelquefois la matière qui découle est assez âcre pour être sentie, et même faire une sorte d'érosion au nez et à la lèvre supérieure. La chaleur de la *sérosité* humorale récuit une portion du phlegme, que la poitrine expectore par des crachats d'une matière plus ou moins condensée ou visqueuse. Il est certain que quand l'évacuation de cette surabondance se fait bien, et que la poitrine et le cerveau peuvent s'en délivrer, l'affection, ainsi qu'on le remarque souvent, se passe comme elle est venue, sauf toutefois que la *cause*, ou les dispositions humorales, qui en peuvent favoriser la fréquente reproduction, ne soient de nature à donner un caractère plus sérieux à cette affection. D'après ce que l'observation et l'expérience aprennent, il n'y a pas de doute qu'il est toujours utile d'évacuer ces matières avec le vomi-purgatif et le purgatif alternativement, comme affections des premières voies. Cette pratique est préférable aux moyens d'usage, par lesquels on veut adoucir ces matières ; ce système fait des *rhumes négligés* qui dégénèrent trop souvent en maladies de poitrine mortelles. L'évacuation est également recommandée contre l'affection de l'organe de la parole ; elle sera rétablie en évacuant d'après l'article 2 de l'abré-viation, sauf l'application du 4me. au besoin.

CATHARES.

Cathare veut dire chûte d'humeurs sur une partie du corps quelconque. Dans la poitrine, il peut arriver un cathare suffo-quant, de même qu'elle peut en éprouver de moins préjudiciables. Quels qu'ils soient, il est préférable d'évacuer les matières et la *fluxion* qui les causent, avec le vomi-purgatif et le purgatif, d'après celui des articles de l'abréviation qui est relatif à leur plus ou moins d'ancienneté, que de s'arrê-ter aux calmans, qui les éternisent, ou ne les détruisent jamais. Dans le cas de suffocation, il faut opérer d'après l'article 3, avec le vomi-purgatif et le purgatif alternativement, jusqu'à l'éloignement du danger; ensuite reprendre le traitement jusqu'à guérison.

VOMISSEMENT.

Les humeurs, par leur dégénération, sont susceptibles de prendre toute sorte de nature; elles sont devenues émétiques dans les cas où elles font éprouver le vomissement. C'est en en remplissant en quelque sorte les fonctions, qu'elles font contracter l'estomac, ou qu'elles lui donnent un mouvement repulsif On lui oppose souvent des anti-émétiques; mais, en supposant qu'ils neutralisent ce mouvement, la Nature ne reste pas moins affectée de ces matières; et le malade tombe dans un autre genre d'incommodité ou de souffrance. Par ces considérations, il faut évacuer avec le vomi-purgatif et le purgatif alternativement, jusqu'à soulagement, et ensuite avec le purgatif seul, jusqu'à guérison, d'après celui des articles de l'abréviation qui convient soit à l'état récent, soit à l'état ancien de cette maladie.

VOMIQUE.

La vomique est un dépôt de matière qui se forme dans une espèce de sac que l'on connaît sous le nom de kiste. Quand il est plein, il se fait irruption, et le malade vomit. Cette affection est toujours le produit de la dégénération chronique des humeurs. Le vomi-purgatif et le purgatif sont indiqués alternativement et d'après l'article 4 de l'abréviation.

EMPYÈME.

Cette maladie est une inondation purulente de la poitrine, résultante toujours d'une maladie chronique, faute d'avoir évacué les humeurs corrompues qui ont fait souffrir long-temps le malade auparavant de caractériser cette affection. Il n'y a pas de doute que si la *cause* est attaquée en temps utile, l'effet ne cesse. L'usage du vomi-purgatif et du purgatif alternativement, sont indiqués d'après l'article 4 de l'abréviation, sauf au commencement du traitement, à agir d'après l'article 3.

PALPITATION.

La palpitation est un mouvement extraordinaire et irrégulier du cœur, causé par la *sérosité*, qui en abbreuve les ventricules, et en dérègle la contraction habituelle. On détruit cette affection, si elle n'est ni trop ancienne, ni trop invétérée, en purifiant le sang par une purgation suffisamment prolongée, et d'après l'article 4, si le deuxième est insuffisant. Le vomipurgatif n'est nécessaire que contre la plénitude d'estomac.

SYNCOPE, EVANOUISSEMENT.

Ces affections, auxquelles des personnes sont sujètes, désignent toujours en elles une santé au moins très-délicate, et le plus souvent une affection chronique, compliquée plus ou moins avec d'autres signes caractéristiques de maladie. C'est en travaillant d'après l'article 4 de l'abbréviation à rétablir leur santé, que ces malades évacueront la *fluxion* qui gêne le sang dans son mouvement, et les fait tomber sans connaisance.

HOQUET.

Le hoquet est un mouvement convulsif de l'arrière-bouche, s'étendant sur l'œsophage, vers l'estomac. Il peut être occasionné, comme on le remarque souvent, par le dernier repas, et n'avoir point de suite. Mais les personnes qui y sont sujètes, ont à refaire à leur santé; car, rarement elles sont sans éprouver d'autres affections. Dans ce cas, il faut les attaquer par des évacuations réitérées jusqu'à guérison; quand le hoquet est symptômatique dans une maladie grave, il ne peut cesser qu'avec elle.

INDIGESTION.

L'indigestion arrivant aux personnes qui n'ont point usé d'un aliment étranger à l'espèce dont elles ont l'habitude de se nourrir, a toujours pour *cause* une partie de glaire et autre humeur corrompue, qui tapissent l'intérieur de l'estomac, et empêchent les sucs digestifs de pénétrer les alimens pour en faire la digestion. Les personnes qui sont sujetes à ce genre d'indisposition, sont malades, et elles doivent travailler au rétablissement de leur santé, d'après l'article 4 de l'abréviation, jusqu'à l'entier rétablissement de cette fonction naturelle. Mais d'ailleurs, quelque soit la cause de l'indigestion, il est incontestable qu'il existe en ce moment un corps nuisible dans l'estomac du malade; plus il est incommode, ou plus il menace, moins il faut de demi-mesure; il faut en provoquer la sortie avec une dose de vomi-purgatif, et donner suite au traitement par les purgations nécessaires, jusqu'à l'entier rétablissement de cette partie des fonctions naturelles. (Voyez cette même affection à la fin de l'abréviation.)

TIRAILLEMENT D'ESTOMAC.

Il y a beaucoup de personnes, dont l'estomac est affecté, qui éprouvent une sorte de tiraillement, tenant du simple ngacement, en sorte que ce qui se passe dans l'intérieur de ce viscère, est pris pour un besoin naturel d'alimens; mais cette idée ne peut se soutenir, puisque le même sentiment se reproduit, même peu de temps après un repas à discrétion. Cette affection ne peut avoir d'autre *cause* que la présence sur les tuniques de l'estomac, d'une portion de la *sérosité*, assez acide pour faire éprouver ce dont le malade est affecté. Cette situation est incontestablement le produit de la dépravation, presque toujours chronique des humeurs, et un état de maladie qui cédera au traitement évacuatif de ces matières, d'après l'article 2, ou le 4me. de l'abréviation.

FAIM CANINE.

Cette affection a pour *cause* la mauvaise nature des humeurs dont l'estomac est encombré. Souvent la *fluxion* se porte sur les veines lactées, et les dilate de manière qu'elles filtrent extraordinairement; il se fait, dans ce cas, plus de déperditions que dans l'état vrai de santé, et le malade mange étonnemment. Il se peut donc qu'une maladie fasse trop manger, comme plus souvent, c'en est une qui empêche qu'on ne mange assez. Cette affection appartient à la classe des maladies chroniques. Il faut conduire le traitement en conséquence; en évacuant les matières qui dérèglent ainsi cette partie des fonctions naturelles, on les rétablira infailliblement dans leur entier.

HÉMORRAGIE.

L'hémorragie n'est autre chose que la rupture des tuniques de quelque vaisseau, ou de plusieurs à-la-fois; rupture ou déchirement qui sont causés par la *sérosité*, dans ce cas, très-corrosive, qui circule avec le sang. Cette terrible affection ne peut être considérée comme une maladie récente, même dès son avènement, parce qu'elle est toujours le produit d'une dépravation chronique des humeurs. Il est évident que, pour guérir de cette maladie, il faut retirer de la circulation la *sérosité* qui donne lieu à l'effusion du sang, et il faut la faire sortir avec les matières qui l'ont formée. Comme le cas est souvent des plus périlleux, il ne faut point de demi-mesure; soit que l'hémorragie se manifeste par le nez, la bouche, soit par d'autres voies, la

vie du malade est toujours en grand danger,
notamment si l'effusion du sang est considérable. Mais on ne doit jamais augmenter
la perte du sang, soit par la saignée, soit
par les sangsues. Si le sang parlait, il
dirait à ceux qui le répandent : « Ce
» n'est point moi qu'il faut détruire, puis-
» qu'en m'évacuant, vous abrégez les jours
» de l'individu que vous voulez conserver;
» il faut au contraire ôter ce qui gêne mon
» mouvement, comprime les vaisseaux, et
» dans ce cas, en a rompu les tuniques,
» sans quoi je n'en sortirais pas. C'est la
» *cause* de la maladie qu'il faut évacuer;
» je suis moi-même affecté, et c'est moi
» qu'il faut guérir. Déjà la vie du malade
» a reçu un coup meurtrier par la perte de
» la chaleur naturelle et la dissipation des
» esprits qui émanent de mon tout, et qui
» constituent cette vie en danger, que vous
» allez détruire par votre procédé ». Les
astringens qu'on emploie ordinairement ne
sont pas plus salutaires que les autres moyens
mis en usage; ils ne peuvent arrêter le
sang qu'en resserrant les vaisseaux, et en
y renfermant incontestablement la *fluxion*.
La Nature ne se trouvant point délivrée,
il ne peut y avoir guérison; c'est pour
cela, que les malades, traités avec ces
moyens, qui ne succombent point dans le

moment de l'hémorragie, tombent par la
suite en syncope, ou bien ils deviennent
hydropiques, ou enfin ils éprouvent tous
autres accidens, que l'on doit attendre de
leur état valétudinaire; leur existence lan-
goureuse n'est plus ordinairement que d'une
courte durée. Le traitement doit être pratiqué en suivant l'ordre d'évacuation tracé
en l'article 3 de l'abréviation. Si la perte de
sang a lieu par les voies supérieures, il faut
purger, avec les deux évacuans alternativement. A mesure que le danger s'éloigne,
le malade rentre dans l'article 4; le vomi-
purgatif, devenu rarement nécessaire, le
purgatif est donc seul employé. Lorsque
l'hémorragie se déclare au fondement, et
aux femmes dans les parties sexuelles, le
vomi-purgatif n'a d'objet que dans le cas
de plénitude, et le purgatif est donné et
répété seul; il doit être, dans les deux cas,
administré à fortes doses, pour produire
d'abondantes et nombreuses évacuations,
à l'effet de retirer de la circulation la *sérosité* qui cause l'accident. Un emplâtre
vésicatoire à une jambe, ou si l'on veut
aux deux, de peur qu'un seul soit insuffisant, est, pour ainsi dire, toujours nécessaire; car, en supposant qu'il soit inutile, pour un nombre de malades que la
purgation peut délivrer, sans ce secours,

il est incontestable que dans une telle circonstance, on ne doit point négliger les
moyens qni donnent un surcroît de certitude, puisque, sans eux, quelques malades
peuvent périr.

COLIQUE.

La colique est une douleur ressentie au
canal intestinal. On lui donne différens
noms, tels que flatueuse, venteuse, bi-
lieuse, hystérique, nerveuse, etc.; les souffrances s'étendent souvent jusqu'à l'estomac.
Les coliques ont toutes la même *cause*,
mais elles attaquent différemment les entrailles. C'est invétérer cette maladie et la
rendre peut-être incurable, que de s'arrêter
aux liqueurs spiritueuses, aux frictions
sèches sur la partie antérieure du tronc,
aux linges chauds sur le ventre, à la thé-
riaque sur l'estomac. On en dira autant des
boissons d'eau de gruau, d'eau chaude ou
panée, des bains, des saignées, des lavemens et des calmans en général. On a
même vu, dans ces sortes de cas, des praticiens faire avaler à leurs malades jusqu'à
une livre de vif-argent, ou des balles de
fusil, au risque des plus grands accidens.

7

Aucun de ces moyens ne peut être curatif, puisqu'ils ne sont nullement en rapport avec la *cause* humorale. Toutes les coliques sont détruites par l'évacuation des matières qui les font ressentir, telles que la *sérosité* qui ronge les entrailles ; mais il faut avoir égard à leur siège, et opérer différemment si elles sont violentes, que si elles sont légères ; autrement, quand elles sont continues, que lorsqu'elles sont périodiques. Si la douleur est dans l'estomac, il faut user du vomi-purgatif alternativement avec le purgatif, jusqu'à ce qu'elle soit déplacée. Si c'est une véritable colique, la douleur n'est que dans les intestins ; c'est le purgatif qui l'évacue ; le vomi-purgatif n'a, dans ce cas, d'autre objet que de vider la plénitude de l'estomac, si elle existe. S'il s'agit d'une colique continue ou périodique, le traitement doit être pratiqué d'après l'article 4 de l'abréviation. Si cette maladie est violente, comme quelquefois on le remarque, il faut conduire les évacuations selon l'article 3. Si cette affection est attaquée dans son commencement, elle peut être détruite par l'article 1er. On ne parlera de la colique, dite des peintres, que pour observer que ce traitement ne l'excepte pas.

COLIQUE DE MISERERE, CHOLERA.

Ces deux maladies, dont les symptômes sont effrayans, sont causées par la *sérosité*, dans ce cas, extrêmement brûlante, ou corrosive, qui tortille l'intestin ileum, supprime toute déjection par les voies basses, excite d'horribles vomissemens, des crispations, des tiraillemens, une fièvre des plus véhémentes, et produit enfin les signes les plus allarmans, par rapport aux souffrances et à la vie du malade. Les emplâtres vésicatoires aux deux jambes, sont ici indiqués, de même que l'évacuation la plus active, d'après l'article 3 de l'abréviation, et avec le vomi-purgatif et le purgatif alternativement.

DIARRHÉE, LIENTERIE.

En disant, à la page 136, que les humeurs acquièrent par fois la nature des émétiques, nous devions dire aussi celle

7*

des purgatifs; mais nous nous étions réservé d'en parler en traitant des affections du canal intestinal, et des évacuations qu'il éprouve par l'opération du
fait de ces mêmes humeurs, que leur état
de corruption rapproche de la nature de ces
évacuans. La diarrhée est causée par les
matières dépravées qui accélèrent le mouvement péristaltique du canal intestinal, et
produisent des évacuations extraordinaires.
La lienterie diffère de la diarrhée, en ce
que, dans cette première affection, les alimens sont évacués, sans pour ainsi dire,
avoir éprouvé de changement. Il n'y a
pas de doute que le canal intestinal et
l'estomac, ne soient dans ce cas, tapissés
de matières glaireuses capables d'annuller
toute action digestive, ou de coction, et
que les alimens journaliers ne peuvent plus
servir qu'à entretenir cet état de désorga-
nisation et de maladie, qui ne tarderoit
pas à devenir funeste, si on ne s'empres-
soit d'expulser un semblable fond d'humeurs. L'évacuation en doit donc être pratiquée d'après l'article 2 de l'abréviation,
au moyen de quelques doses de vomi-purgatif, suivies d'autant de celles du purgatif qu'il en sera nécessaire pour rétablir les
fonctions naturelles et la santé.

DYSSENTERIE.

Cette maladie se caractérise, outre des évacuations humorales, avec tranchées, la fièvre, etc., par des évacuations sanguinolentes, ou de pur sang. On prétend la distinguer d'avec les flux hépatique et mésentérique ; cette distinction ne change en rien la *cause* ni les moyens de guérir. C'est toujours la *sérosité* qui provoque le canal intestinal aux évacuations, et qui, par sa grande âcreté, rompt ou déchire des vaisseaux sanguins. L'évacuation de cette matière est recommandée d'après l'article 3, jusqu'après l'éloignement du danger, que l'on peut se conduire selon le deuxième. Le vomi-purgatif y est généralement nécessaire. Quand cette maladie est épidémique ou régnante, il faut s'en défier et s'observer de près ; et si on en devient atteint, ne point différer d'évacuer puissamment dès ses premières attaques. C'est un bien mauvais système que de prétendre adoucir l'humeur dyssentérique, et de lui opposer les astringens qui la concentrent dans les entrailles. C'est à cette erreur que l'on doit les ravages que cause la dyssenterie épidémique.

TENESME, ÉPREINTES.

C'est la *sérosité* acrimonieuse, rassemblée à l'extrémité du canal intestinal, qui met cette partie en action presque continuelle, et excite de cette manière de fréquentes envies d'aller à la selle sans, pour ainsi dire, rien rendre. Le purgatif, suffisamment réitéré, délivre de cette maladie, qui, négligée, prendrait bientôt un caractère plus sérieux.

CONSTIPATION, VENTRE PARESSEUX.

Cette affection a pour *cause* la chaleur des humeurs ou la *fluxion* rassemblée sur le canal intestinal vers sa partie inférieure, nommée le rectum; elle le durcit et le rend insensible à l'expulsion des déjections journalières. Cette même chaleur produit un autre effet, qui est celui de dessécher les matières fécales, et de les recuire souvent en masse dure; cet effet devient *cause* secondaire, qui, avec la première, caracté-

risent la constipation ou la suppression d'une
partie importante des fonctions naturelles.
Ces fonctions doivent se faire toujours librement, et au moins une fois par 24 heures ;
autrement il y a maladie dans le sujet. On
ne devrait point différer d'évacuer la *cause*
de la constipation, car on en doit attendre
les plus mauvais effets. Il n'est pas douteux que les excrétions retenues n'acquièrent
un degré de corruption susceptible de produire les plus funestes résultats. On doit
aux observations de pratique, la conviction que la moitié des maladies chroniques,
chez les femmes et jeunes personnes surtout, dérive de la constipation ; c'est à elles
qu'elles doivent ces couleurs animées, presque violettes, les fréquens maux de tête,
d'estomac, ces écoulemens qui sont si souvent suivis d'affections aux parties sexuelles, etc., etc. Qu'ils sont funestes, ces préjugés qui font accroire que la constipation
est un signe de force et de santé.... Elles
ne conçoivent pas, ces victimes de l'erreur, que la santé dont elles se croyent
en possession, n'en est que le simulacre,
et qu'elles ne la doivent qu'au siège que
cette humeur chaleureuse a pris ; mais c'est
un volcan dont l'éruption est bien à redouter. La purgation réitérée d'après l'article
2, si la constipation est récente, et d'après

l'article 4, si elle est chronique, rétablit cette fonction importante de la Nature.

VENTS, TYMPANITE.

La plénitude humorale est la *cause* qui intercepte le libre cours de l'air que nous respirons; elle l'empêche de se raréfier et de sortir par le mouvement d'expiration en quantité égale à celle qui est entrée par celui d'aspiration. Les flatuosités ou les vents ne peuvent donc cesser de se reproduire, qu'autant qu'on aura évacué suffisamment les humeurs. Cette pratique est préférable sans doute à l'usage des remèdes carminatifs, puisque la plénitude ne peut exister sans plus ou moins de corruption dans ces matières, et que c'est se préserver de leurs effets ultérieurs, si on les chasse auparavant qu'elles aient plus de malignité. D'ailleurs, l'état venteux existe rarement seul; il y a toujours bien quelques autres souffrances qui donnent à la purgation un double objet. La tympanite, qui est un gonflement résultant d'un amas d'air dans les différentes parties du tronc, cédera aux mêmes évacuations réitérées; l'article 2, pour le cas récent, et l'article 4, si l'affection est chronique.

HEMORROÏDE.

L'hémorroïde est une varice, comme on en remarque aux extrémités de quelques personnes ; elle est causée par une partie d'eau qui, après avoir fait un gonflement ou un engorgement, produit ensuite la dilatation des vaisseaux. Ceux qui avoisinent l'anus, ont été nommés hémorroïdaux ; par conséquent la varice a été appelé hémorroïde, soit qu'elle soit interne ou externe, soit qu'elle flue ou ne flue pas. La *sérosité* qui a pris siége pour faire éprouver l'engorgement hémorroïdal, est souvent des plus acrimonieuses ; c'est lorsqu'elle l'est assez pour percer les vaisseaux, qu'il s'écoule un sang qui n'est sûrement pas pur ; il est imprégné de cette même *fluxion*, et quelquefois de matières purulentes. On n'oppose ordinairement à cette affection, que quelques topiques adoucissans ; c'est pourtant une maladie curable comme beaucoup d'autres. Il n'est pas moins important de détruire les hémorroïdes, que les autres affections, puisqu'elles ont la même *cause*, et que le transport de la *sérosité*, qui abandonne le siége des hémorroïdes, peut se faire sur toute autre partie du corps, et causer une nouvelle maladie, ou un plus grave accident. On nous a presque assurés que, pour être bien portant, il faut avoir des hémorroïdes. Quelle étrange manière de raisonner sur la *cause* des maladies ! Hé quoi ! parce qu'il y aura une espèce d'exsutoire établi à l'anus, par lequel s'écoulera une portion de *sérosité*, on doit être en sécurité, quand on a tout à craindre de la source de cette *fluxion*, lorsque tout-à-coup, quittant son siége, elle peut se porter sur quelque valvule des vaisseaux, et arrêter la circulation subitement !... Mais, réfléchissons donc. Contre l'hémorroïde récente, la purgation doit être pratiquée d'après l'article 2, et si cette affection est chronique, d'après le 4me.

NÉPHRÉSIE VRAIE.

La douleur néphrétique, ou l'inflammation des reins, mérite une grande attention. En reconnaissant bien la *cause*, avec les moyens de la détruire, on évitera sûrement les funestes effets de cette maladie. C'est par suite de sa durée qu'elle conduit à ce qu'on appelle *calcul*, ou la formation de la pierre. En travaillant de bonne foi, ou avec connaissance de *cause*, à faire disparaître de la nomenclature des affections, un genre d'infirmité aussi alarmant, on méritera la reconnaissance de l'humanité. La douleur néphrétique est causée, comme les autres douleurs, par la *sérosité* que le sang a déposée sur les membranes nerveuses qui tapissent intérieurement cette partie du corps appelée bassin ; elle y cause des douleurs qu'on nomme colique néphrétique. Ces douleurs peuvent avoir été périodiques, comme elles se fixent définitivement sur cette partie ; elles sont vives ou aiguës, comme le sont toutes les souffrances, toutes les fois que la *fluxion* est revêtue d'une grande malignité, ou qu'elle est plus ou moins corrosive. Si, plutôt que de saigner, ou sangsuer les malades, de les rafraîchir, et de leur appliquer tous ces topiques insuffisans, puisque la *cause* de la douleur est interne, on pratiquait la purgation d'après l'article 4 de l'abréviation, et, au besoin, d'après le 3e., on détruirait cette maladie. Le vomi-purgatif n'est nécessaire que contre la plénitude de l'estomac.

FAUSSE NÉPHRÉSIE.

Cette affection est une douleur souvenrhumatismale, qui est causée par la *fluxion* rassemblée dans les muscles des lombes, ou quelquefois aussi dans le bassin ; mais cette *sérosité* n'a pas la malignité de la vraie néphrésie. On désigne souvent cette douleur par le simple nom de mal de reins. Attaquée dans son commencement, elle peut céder à l'application de l'article 1er. de l'abréviation, sauf à pratiquer d'après le second. Si elle est chronique, on se conduira d'après le quatrième. Le vomi-purgatif n'a ici d'objet que dans le cas de plénitude d'estomac.

GRAVIERS, PIERRE.

Faute d'évacuer la *cause* de la fausse néphrésie, celle-ci peut acquérir le caractère de la vraie ; de même qu'en n'évacuant pas la *cause* de cette dernière, il en résultera les conséquences funestes dont nous allons nous entretenir. La *sérosité* est très-chaleureuse, ou excessivement brûlante, toutes les fois, comme on l'a déjà dit, qu'elle émane de matières très-corrompues. C'est avec ce caractère qu'elle agit dans la formation de la pierre, ou des graviers ; et c'est aussi parce que ces matières présentent des parties passibles de concrétion. Rassemblée dans la substance des reins, la *sérosité* opère la cuisson d'une portion saline du phlègme qu'elle y trouve, et la convertit, d'abord en une substance sémi-purulente, ensuite, par une action semblable à celle du soleil sur l'eau de la mer pour la formation du sel, la chaleur de la *sérosité* recuit la même matière jusqu'à la consistance du tartre, et progressivement, jusqu'à celle de graviers, ou grains de sable. Une portion de ces graviers reste quelquefois dans les reins ; mais il est plus ordinaire qu'ils descendent par les uretères dans la vessie. Là ils se réunissent et forment la pierre proprement dite, qui est susceptible de grossir plus ou moins avec le temps. Quelquefois il se forme plusieurs pierres de grosseurs différentes ; quelquefois il n'y en a qu'une, accompagnée, ou non, de grains de sable ressemblant assez à des morceaux de sel, ou sucre-candi. La pierre nage sur l'urine, et se présente au col de la vessie, toutes les fois que, remplie du fluide excrémentiel, elle entre en action pour l'expulser, elle en arrête le cours : de là, les souffrances que le malade endure ; souffrances qui sont beaucoup augmentées par les coups redoublés que la pierre frappe contre la membrane nerveuse, et par la plénitude de la vessie, résultante de la suppression, souvent totale, du cours de l'urine. L'opération de la lithotomie réussit assez

pour ôter la pierre de dedans la vessie ; mais
trop souvent il arrive que, dans l'espace d'un
an ou deux, une autre pierre se fait sentir,
et qu'une seconde opération est encore nécessaire. On en a souvent fait. successivement jusqu'à trois. Cela devait être, puis
qu'on n'a point employé les moyens propres
à détruire les causes formatrices de ces corps
étrangers. Tant qu'on n'usera point de cette
mesure, semblable accident pourra se répéter ; de même, il y aura du danger pour
ceux qui subissent cette opération, tant
dans le moment qu'elle se pratique, que
dans l'avenir. Nous pensons donc qu'il faudrait, avant d'opérer, avoir purgé le malade
d'après l'article 4 de l'abréviation, jusqu'à
ce que sa santé fût améliorée, tellement
qu'il pût dire qu'il se porterait parfaitement
bien s'il n'était affligé de ce corps étranger.
Si la plaie résultante de l'opération ne marche point vers la guérison, comme il en
doit être d'une plaie simple et récente ; s'il
y vient de l'inflammation, si elle suppure
beaucoup et pendant long-temps ; si elle
menace de dégénérer en ulcère ; si le malade perd de sa santé antérieure à l'opération ; si les fonctions naturelles se dérangent ; si, enfin, il est hors du tableau de la
santé, que nous avons placé dans l'abréviation de cette méthode, il faut que la pur-

gation soit reprise suivant le même article
4. D'après la cicatrice de la plaie, le malade doit avoir soin de répéter, de distance
en distance, quelques purgations, à l'effet
de s'assurer contre toute reproduction.
C'est en maintenant sa santé uniformément
avec son tableau, que le malade sera à l'a-
bri de nouvelles attaques. Nous disons à la
page 85 que la purgation agit sur les voies
urinaires. Nombre de fois elle a fait rendre
des petites pierres; il en serait de même des
grosses, sans l'étroitesse du passage.

AFFECTIONS DES VOIES URINAIRES.

Ischurie.

La rétention, ou suppression d'urine, appelée ischurie, est causée par la *fluxion*
rassemblée sur le col de la vessie, et sur
son sphincter; elle les crispe si fortement
par son âcreté, que ces membranes ne peuvent plus se dilater pour livrer passage à
l'urine. Les procédés qu'on oppose à cette
affection consistent dans l'introduction de
différentes bougies, à l'effet de dilater le
canal de l'urètre, ainsi que l'entrée de la vessie; on y emploie la sonde creuse dans les

mêmes vues, c'est-à-dire pour extraire l'u-
rine amassée, qui devient alors un corps
bien dangereux. On aurait dû reconnaître
que ces procédés ne sont pas même des
moyens palliatifs : la sonde, encore bien
qu'elle évacue l'urine, ainsi que les bougies, sont des corps étrangers qui agissent
de vive force contre une cause qui leur résiste. Ces moyens sont d'autant plus dangereux, que de la violence qu'ils font au
sphincter et au col de la vessie pour les ouvrir, il en résulte une destruction totale de
ressort dans ces parties : de là bientôt résulte l'incurabilité de la maladie, ce qui
conduit à l'opération de la ponction au
périné, dont les suites sont loin d'être toujours heureuses. Cette maladie, caractérisée
par l'absolue suppression de l'urine, demande que la purgation soit pratiquée d'a-
près l'article 5 de l'abréviation, à l'effet de
déplacer la *fluxion* qui a pris siége sur les
voies expulsives de l'urine. Son cours étant
rétabli, on suit le traitement d'après l'article 4, jusqu'à guérison, parce que cette affection est toujours le produit de la dépravation chronique des humeurs.

INCONTINENCE D'URINE.

L'écoulement involontaire de l'urine peut

avoir lieu sans autre cause que la présence de la *fluxion* sur le col de la vessie, qui, le tenant continuellement ouvert, l'empêche de se fermer ; dans ce cas, cette affection peut céder au traitement des purgatifs, pratiqué selon qu'elle est récente ou ancienne, d'après celui des articles de l'abréviation qui lui est applicable. Cette maladie peut succéder à l'ichurie, et devenir incurable.

STRANGURIE, DYSURIE.

Ces deux affections se confondent, et leur *cause* est à peu près distribuée de même dans le siége qu'elle a pris. L'envie d'uriner est continuelle dans la strangurie ; l'urine sort goutte à goutte, et avec douleur. Dans la dysurie, l'urine coule avec peine ; mais, la vessie étant déchargée, l'envie de pisser cesse pour assez long-temps. On doit reconnaître la présence de la *sérosité*, très-acrimonieuse par sa nature, rassemblée au col et au sphincter de la vessie, et répandue sur le canal de l'urètre ; on ne contestera pas non plus que l'urine ne soit également très-acrimonieuse, puisqu'on la remarque souvent telle en pareil cas. Ces affections sont le produit de la dépravation chronique des humeurs; il faut les évacuer par la purgation, d'après l'article 4 de l'abréviation.

DIABETES.

C'est une excessive évacuation de l'urine, c'est-à-dire beaucoup au-delà de tout ce que le malade prend de liquide; cette urine est fort éloignée de l'état naturel; elle présente divers changemens, et toutes sortes d'altérations dans sa nature ordinaire. Le diabetes est, dans quelques cas, une crise salutaire; dans beaucoup d'autres, et presque toujours, cette évacuation est aux voies urinaires ce que la diarrhée et la lienterie sont au canal intestinal, par conséquent, c'est une affection, et l'effet de la dépravation des humeurs. Il a été débité beaucoup de choses sur un principe sucré, que l'on a dit avoir trouvé dans plusieurs de ces sortes d'urine. On peut en tirer des conjectures et bâtir des systêmes; mais il est plus utile d'en reconnaître la *cause*, et d'en guérir les malades. La purgation d'après l'article 4 de l'abréviation peut remettre en santé beaucoup de ceux qui ne l'ont pas moins perdue, quoique leur urine présente des choses curieuses, ou susceptibles de savantes analyses.

HERNIE.

Il est aisé, quand on a reconnu la *cause* des maladies, de se rendre raison de la cause du déplacement des parties contenues, et d'expliquer clairement celle de toutes les hernies ou descentes. Ce genre d'infirmité est, beaucoup plus qu'on ne pense, l'effet d'une maladie, ou au moins celui d'une mauvaise disposition des fluides. On en attribue communément la *cause* à un exercice violent, à des efforts, à des cris; et on ne fait pas toujours attention que la hernie arrive de même à celui qui n'a éprouvé aucun de ces contre-temps. On s'en tient ordinairement à l'opération de la main pour réduire et contenir. Presque toujours la hernie a été précédée de la colique; quelquefois elle apparaît dans un accès de cette douleur du canal intestinal. Nous ne ferons ni nomenclature ni description des hernies; il suffit que l'on sache qu'elles ont toutes la même *cause*, et qu'on y remédie par le même moyen. La hernie est le produit d'un relâchement dans les membranes qui enveloppent les viscères contenues, et dans les ligamens qui leur servent d'attache; c'est la dilatation de la partie con-

tenante qui laisse échapper la partie con-
tenue. Nous avons dit, page 3, que les solides
sont subordonnés aux fluides ; c'est parce
que cela est vrai qu'il y a des hernies. Quand
les humeurs sont corrompues, lorsque le
sang en est surchargé, ainsi que de la
fluxion qu'elles produisent, les chairs, les
tégumens, les parties contenantes, enfin,
ne sont plus alimentées que d'un fluide dé-
bilitant et relâchant, l'équilibre entre elles
et les parties contenues est détruit, la force
contentive est alors au-dessous de sa sur-
charge, et la hernie se déclare. Si, dans
cette circonstance, le malade a fait quelque mouvement extraordinaire ; s'il a été
passible de l'action de quelque cause externe, on leur attribue la *cause* de la hernie. On ne semble pas faire attention que
souvent ce même malade a fait d'autres
exercices, autrement pénibles, et qu'il ne
lui est survenu aucun déplacement. On ne
fait pas attention non plus, que, dans pareil cas, l'action de la cause externe n'aurait aucune suite sans l'adjonction de la
cause humorale. Dès l'apparition d'une
hernie, soit qu'elle soit complète, soit
qu'elle ne soit que commencée, il faut la
réduire et la contenir d'après les procédés
d'usage. Si on diffère de porter ce secours,
on rend la cure douteuse, surtout aux

personnes qui avancent en âge. Si le sujet est, par rapport à ses humeurs ou à sa santé, dans un état de dépravation ancienne, il sera difficile à guérir. Cette opération achevée, on pratique l'évacuation des humeurs d'après l'article 4 de l'abréviation, avec le purgatif seul, autant qu'il se peut. Dans les hernies sont comprises la descente de matrice et la chûte de vagin. Le pessaire est, comme le bandage, un palliatif qui a besoin d'être secondé. La chûte de l'intestin rectum, ou de l'anus, n'a non plus d'autre *cause* que la dépravation chronique des humeurs. Ces trois affections sont comme les hernies, l'effet d'un relâchement des attaches ou ligamens, par la même *cause*, et généralement difficiles à remédier.

JAUNISSE.

Cette maladie est sûrment détruite par l'évacuation de la bile qui remplit les cavités et inonde la circulation ; la purgation est sans doute préférable à ces breuvages d'usage, qui ne peuvent la faire sortir du corps. Il fant se condûire d'après l'article 2 de l'abréviation, et au besoin, d'après le quatrième ; le vomi-purgatif y est généralement nécessaire, ainsi qu'il y est indiqué.

EMBONPOINT.

Cet état est souvent confondu avec ce qui n'est véritablement qu'une plénitude humorale. L'embonpoint est chose naturelle et ne fait point souffrir; la plénitude, au contraire, incommode; la cacochymie en peut être la suite. Contre ces deux affections, il faut user de la purgation, autant qu'il en est nécessaire pour se délivrer de ses souffrances, d'après l'article 4 de l'abréviation; car cette affection est toujours un résultat de la dépravation chronique des humeurs.

PLÉTHORE.

L'état pléthorique est presque toujours attribué à une surabondance de sang; c'est une méprise; c'est parce qu'on n'a point reconnu la présence de la *sérosité* humorale et des fluides qui sont, dans ce cas, en abondance dans les vaisseaux, qu'on a fait cette fausse attribution. On doit concevoir que l'évacuation de cette partie humorale est le seul moyen qui remédie à cette maladie. Il faut la pratiquer avec le

purgatif, d'après l'article 4 de l'abréviation.

CONSOMPTION.

L'atrophie, le marasme, la consomption,
l'éthysie, sont autant de dénominations
d'un état de maigreur qui est toujours causé
par une dépravation chronique des humeurs,
qui, par leur chaleur, minent, consument,
dessèchent l'individu, ainsi qu'elles lui font
éprouver les souffrances qu'il endure dans
cet état. Lorsqu'on n'a point à redouter
de lésions à l'intérieur, et quand le sujet
n'est point trop âgé, on peut espérer le
changement de cette situation, en évacuant
suivant l'article 4 de l'abréviation, et en
usant de bons alimens, propres à fortifier,

MALADIES DE LA TÊTE.

La tête est non-seulement le corps principal, renfermant nombre de parties orga-
nisées pour exécuter différentes fonctions
vitales et animales, et qui toutes sont exposées à l'action de la *maladie*; la tête,
proprement dite, comme chef du corps,
a aussi ses affections de différens genres,

tant à l'intérieur qu'extérieurement. La *cause* de ses maladies lui est apportée par les artères corotides, ainsi qu'elles lui donnent aussi la substance.

CÉPHALALGIE.

La *sérosité*, parvenue au crâne, ainsi qu'elle y est déposée, ou qu'elle s'y est arrêtée, cause une douleur très-aigüe à laquelle on a donné le nom de céphalalgie; cette douleur est accompagnée de fièvre, et quelquefois d'un abattement général. L'ordre de son traitement sera réglé d'après l'article 3, si la violence de la douleur le commande; ou autrement, d'après l'article 2; le vomi-purgatif et le purgatif alternativement dans le commencement, et vers la fin, le purgatif seul.

MIGRAINE.

Lorsque la *fluxion* n'occupe qu'un côté de la tête, la maladie prend le nom de migraine. Cette douleur est souvent périodique, ainsi qu'elle est chronique dans beaucoup de malades. Si elle est récente, elle sera détruite en suivant l'article 2; si elle est chronique, il faudra se conduire d'après l'article 4; et dans un cas comme dans l'autre, le vomi-purgatif et le purgatif alternativement, au moins au commencement du traitement; pour l'achever, comme il se pratique généralement, avec le purgatif seul.

FOLIE.

La folie est un mouvement déréglé des esprits, comme la fièvre est un mouvement déréglé du sang. La *cause* de la folie ne diffère point de la *cause* des autres maladies; elle dérive également de la dépravation des humeurs renfermées dans les cavités. La *sérosité* qui émane de ces matières, est toujours, dans cette maladie, extrêmement âcre; elle se mêle parmi les esprits, comme pour causer la fièvre, elle se filtre avec le sang; elle trouble le cours régulier des esprits, ainsi que pour causer la fièvre, elle dérange le mouvement naturel du sang; elle agit sur le cerveau et sur les organes de la circulation des esprits, comme dans la fièvre, elle durcit les valvules, les tuniques et les parois des vaisseaux sanguins

8

pour produire l'engorgement. Comme la fièvre, la folie a ses accès, ses intermittences, sa continuité, ses périodes ; elle est plus ou moins caractérisée selon la malignité de la *sérosité* qui la fait éprouver. Il y a nombre de situations qui participent de l'état d'esprit aliéné, qui, quelquefois, précèdent la folie, ou qui lui succèdent. Le vertige, l'hypocondrie, la phrénésie, la manie et les abbérations en général sont du nombre. Ces affections ont la même *cause* que la folie, mais elle est autrement fixée que dans cette maladie; ce qui fait qu'elles sont autrement caractérisées. La folie et ses adhérences, traitées dès leur apparition, dans un sujet bien constitué, sont détruites comme une autre maladie, par l'évacuation de leur *cause* matérielle, pratiquée avec le vomi-purgatif et le purgatif alternativement, au commencement du traitement, et jusqu'à l'affaiblissement du caractère de l'affection. Il est généralement plus sûr de se conduire d'après l'article 3, surtout contre la folie proprement dite; et dans la suite, on se conforme à l'article 4, parce que ces dérangemens sont toujours le produit de la dépravation plus ou moins chronique, des humeurs. Mais un être qui a perdu l'esprit n'est pas facile à traiter; il faut souvent user de force et de violence pour le contenir, et on a toujours beaucoup de mal à réussir. Les emplâtres vésicatoires ne peuvent produire qu'un bon effet dans ce cas, pour faire diversion à la *fluxion* fixée au cerveau. Les moyens dont on use ordinairement, sont : les saignées, les douches, les bains, des topiques, et toutes choses, qui, comme on ne le vérifie malheureusement que trop, sont insuffisantes, ou des plus dangereuses. La perte de sang et l'usage prolongé des bains sont, pour ces malades, de grands fléaux. Ils établissent l'incurabilité de la maladie, ou la rendent au moins très-difficile à detruire, parce qu'ils fixent la *sérosité* sur les organes de la circulation des esprits, sur le cerveau et ses membranes. Si la saignée a paru modérer les accès de la folie, c'est par un effet semblable à celui que peut produire l'effusion du sang, dans tous autres cas où elle est pratiquée; c'est parce qu'une portion de cette *sérosité* s'évacue avec le sang; mais ce procédé, destructeur de la *cause* motrice de la vie, est d'ailleurs bien insuffisant pour expulser les matières qui ont produit la *sérosité*, et pour tarir la source de cette *fluxion.* Une affection morale comme celle dont il est parlé à la page 11, serait un grand obstacle à la guérison de ces malades.

8

APOPLEXIE.

L'apoplexie est la privation des sens et des mouvemens volontaires. On est dans l'usage de la diviser en séreuse et en sanguine, ou coup-de-sang. La première est déjà reconnue humorale ; la seconde est, dit-on, causée par le sang. C'est une erreur de croire que le sang puisse, vulgairement parlant, se donner des coups lui-même ; car il ne peut pas plus se nuire dans son mouvement, ou dans sa circulation, que l'eau dans la rivière ne gêne elle-même son cours naturel. C'est faute d'avoir reconnu, et la nature de la *sérosité* humorale, et sa présence dans le sang, qu'on a admis la pléthore sanguine, qui ne peut pas exister. Ces deux espèces de maladies peuvent être détruites par l'évacuation de leur *cause*, pratiquée avec le vomi - purgatif et le purgatif alternativement, s'il s'agit de la première, dite séreuse ; et avec le purgatif seul, dans l'apoplexie rouge, dite sanguine ; dans les deux maladies, d'après l'article 3 de l'abréviation, dans le commencement du traitement, et pas la suite, d'après le quatrième, par la raison que ces maladies sont toujours l'effet d'une dépravation chronique des humeurs. On préfère, dans l'apopléxie rouge, le purgatif seul, parce que souvent les sujets sont très-replets ; et pour ceux-là, il est toujours utile de faire du vide, auparavant de leur donner la commotion vomi-purgative, sauf, si elle est indiquée plus tard, à l'employer. Pourtant il y a des cas où le vomi-purgatif est tellement nécessaire, qu'on ne peut faire autrement que de se conduire comme pour l'apoplexie blanche, parce qu'il y a une telle plénitude d'estomac, que si on ne la diminuait point par l'usage du vomi-purgatif, le purgatif ne passerait pas dans les voies basses, et serait rejeté par les supérieures. Les emplâtres vésicatoires peuvent, dans ce cas, produire un bon effet ; mais si on les emploie, ce doit être toujours sans négliger ou suspendre la purgation.

ÉLTHARGIE.

C'est une affection qui absorbe si fortement le malade, qu'on le croit mort. C'est la masse des humeurs corrompues, et leur *sérosité* qui compriment les vaisseaux. Le vomi-purgatif et le purgatif, alternativement, sont nécessaires d'après l'article 3 de l'abréviation; sauf, après soulagement, à suivre d'après le 4e.

PARALYSIE.

La paralysie est, comme on le sait, la perte du mouvement, et quelquefois aussi du sentiment. Elle peut être générale ou particulière; elle succède parfois à l'apoplexie; et, dans ce cas, elle est réputée plus difficile à détruire. Cette affection est toujours le produit d'une dépravation chronique des humeurs, et l'âge avancé est un obstacle, plus ou moins insurmontable, pour la guérison du malade. Dans tous les cas, il faut, pour pouvoir guérir, brusquer l'évacuation, en commençant le traitement d'après l'article 3 de l'abréviation, et, par suite, opérer d'après le 4e. Le vomi-purgatif y est nécessaire, et davantage si l'affection est portée à l'une des parties supérieures du corps. On est convenu d'appeler hémiplégie la paralysie de quelque partie seulement; cette distinction ne change rien, ni à la *cause*, ni au traitement dont il est parlé.

ÉPILEPSIE.

Portée au cerveau, sur la-dure-mère, la *sérosité* peut causer des accès d'épilepsie, et faire tomber du haut-mal, ou mal caduc. La *sérosité*, dans ce cas, émane de la bile noire, ou au moins de matières très-corrompues. Le sang l'envoie au cerveau, par les aretères carotides ; il la rassemble goutte à goutte dans un sac membraneux, appelé kiste, qui s'est établi au-dessus de la dure-mère. Lorsque ce kiste, qui n'en peut contenir qu'une certaine quantité, est plein, le mouvement des artères, et l'action de la membrane nerveuse, irritée sans doute, le forcent à se vider ; il se fait en conséquence un épanchement de cette *fluxion* sur les méninges, le long de la moëlle allongée, et sur les nerfs, qu'elle met en contraction par sa corrosion. Cette *sérosité* dérange le cours des esprits, fait perdre connaissance au malade, et le fait tomber ; ses nerfs, qui en sont fortement irrités, communiquent une si violente action aux muscles, que le malade tourne les yeux, secoue ses membres avec la plus grande force. Il lui sort de la bouche une matière écumeuse ; ses dents se serrent si fortement, que la langue est

souvent coupée par le mouvement convulsif des mâchoires. Sur la fin de l'accès, la
fluxion descend du cerveau dans l'estomac ;
elle pèse, par son volume, sur ce viscère, et
sur les artères principales, qu'elle comprime, ainsi qu'elle ralentit le mouvement
des fluides ; ce qui fait que le malade
s'endort. C'est alors qu'on entend cette
fluxion tomber dans l'estomac, et que l'on
voit le malade avaler à pleine gorge, comme
s'il buvait de l'eau en abondance. Après
qu'il a dormi quelque temps, il se réveille ;
il ne se souvient pas de ce qui lui est arrivé ; il est étourdi, ses esprits ne sont pas
rassurés, et il ne sait ni ce qu'il dit, ni ce
qu'il fait : au moins cette remarque est générale. Il y a du plus ou du moins dans
cette maladie, comme dans toutes les autres.
Il y a des malades qui ont des accès infiniment plus violens que d'autres. Quelques-uns jètent un cri en tombant ; d'autres
sentent assez l'approche de l'accès pour avoir
le temps de se coucher ; plusieurs se sou-
viennent de tout, et continuent d'entendre ; d'autres n'entendent rien, et ne conservent aucun souvenir. Les accès sont plus
ou moins longs, ou fréquens, selon la malignité de la *fluxion*, et le degré de corruption, par conséquent, des humeurs qui
l'ont formée, et d'après l'ancienneté de l'in-

firmité. Cette maladie doit être traitée d'après l'article 4 de l'abréviation, quand même que ce seroit dans son principe, ou dès le premier accès, parce qu'elle ne peut être que la suite de la dépravation chronique. Le vomi-purgatif, par lequel le traitement est commencé, doit être au moins répété une fois au commencement de chaque reprise de purgation. La maladie pouvant sembler détruite, parce que les accès ne reparaissent plus dans leurs périodes ordinaires, ou parce qu'ils ont fait une longue absence, peut aussi ne pas l'être radicalement. Il faut s'en défier, et ne pas craindre de trop réitérer les évacuations, de distance en distance, lors même que l'on se croit guéri ; on ne peut trop employer de moyens pour s'assurer de la guérison.

MOUVEMENS CONVULSIFS.

Épanchée sur les nerfs, ou sur les membranes nerveuses, la *fluxion* cause des tremblemens, des mouvemens involontaires, soit périodiques, soit continus, et en toute partie du corps, selon la distribution de cette matière, et son action sur l'organe du sentiment ou sur les différens membres, la tête non exceptée. Ces affections étant la conséquence de la dépravation chronique des humeurs, leur cessation ne peut être la conséquence aussi que de l'évacuation de ces matières, qu'il faut pratiquer d'après l'article 4 de l'abréviation. Ce qui a été dit des maladies nerveuses et des convulsions, page 115, s'applique incontestablement ici.

AFFECTIONS DES OREILLES.

Portée dans l'intérieur des oreilles, distribuée sur les différens organes de l'ouïe, la *sérosité* peut causer des bruits, des tintemens, sifflemens, et produire la surdité. Ces différentes affections et la surdité non confirmée par la paralysie du nerf accoustique, sont détruites par l'usage des deux évacuans, alternativement dans le commencement du traitement et d'après l'article 2 de l'abréviation, pour un cas récent; d'après l'article 4, s'il est chronique; et, s'il y a douleur aigue, d'après l'article 3.

AFFECTIONS DES YEUX.

Rassemblée sur l'organe de la vue, la *fluxion* fait éprouver les différentes maladies des yeux, telles que l'inflammation et le collement des paupières, leur renversement, le sarcome, le larmoiement, l'ophtalmie sèche et humide, les taches qui obscurcissent la cornée, la cataracte ou l'opacité du cristalin, et tous les accidens qui arrivent à ces parties, et ceux qui peuvent priver de la vue. Toutes ces affections, comme la goute-sereine, qui est la perte de la vue sans vice apparent dans l'œil, exigent, eu égard à leur violence et à la délicatesee des parties souffrantes, un traitement d'après l'article 5 de l'abréviation. On ne peut trop s'empresser d'agir : deux doses de vomi-purgatif contre une de purgatif, sont ici généralement indiquées. Cet ordre d'évécuations ne peut être interrompu sans risque de paralysie du nerf optique, ou sans le danger de voir bientôt la maladie devenir incurable. La saignée ou les sangsues sont ordinairement mis en usage, sans être plus salutaires dans ce cas que dans tous les autres où on les emploie. Quant aux topiques et aux opérations dont on use ordinairement, contre toutes les maladies des yeux, ils ne sont d'aucun effet sans le secours des moyens seuls capables d'évacuer la cause matérielle, qui fait éprouver la douleur ou l'accident. Il faut donc purger, selon celui des articles de

l'abréviation, que la position du malade
réclame. Si on emploie l'emplâtre vésicatoire, souvent indiqué contre les affections
des yeux, il ne faut pas pour cela ralentir
la purgation; il ne faut pas non plus négliger le vomi-purgatif, qui ne peut être
éloigné que momentanément, dans ces
sortes de maladies.

AFFECTIONS DE LA BOUCHE.

La *sérosité*, répandue dans la bouche,
cause, par sa corrosion, les aphtes, l'ulcération des gencives, ainsi qu'elle produit le
caractère scorbutique; c'est aussi à sa présence que sont dues la tuméfaction de la
langue, le renversement de la luette, les
différens gonflemens que l'on remarque,
etc. Toutes les affections de la bouche seront
détruites par la purgation, suffisamment
réitérée, d'après l'article 2 de l'abréviation,
pour les cas récens, et d'après le 4me., s'ils
sont chroniques, ou si leur manifestation
est la conséquence ou le produit d'un vice
de dépravation anciennement existant.
L'emploi du vomi-purgatif y est généralement recommandé.

DOULEUR DES DENTS.

C'est une goutte de *sérosité*, ou d'eau brûlante, que le sang dépose sur la membrane nommée périoste, qui cause le mal des dents. Cette membrane tapisse intérieurement l'alvéole, et revet la dent dans sa racine. La sensibilité de cette membrane, et la corrosion qu'exerce la *sérosité*, font que les douleurs sont souvent si vives, qu'elles en sont insupportables. La *cause* du mal de dents est la même que celle de toutes les affections douleureuses, et presque toujours le signe avant-coureur d'une maladie plus grave. Si on évacue l'humeur qui fait souffrir dans cette partie, on se délivrera de cette douleur, et on évitera ces accidens, avec ce qu'ils peuvent avoir de funeste. Il est en quelque sorte impossible d'avoir mal aux dents, parce qu'elles ne sont point sensibles ; c'est pour cela que lorsque la *fluxion* s'est rassemblée dans la partie spongieuse de la dent, elle la carrie, la pourrit et la fait tomber par morceaux, souvent sans qu'on n'y ait ressenti aucune douleur. Si la *fluxion* s'épanche dans la joue, cette partie s'enfle, la douleur est moindre, et quelquefois on n'en ressent point du tout. On use de différens topiques, qui soulagent, s'ils changent la *fluxion* de place, ou s'ils l'amortissent. Il n'est pas moins déraisonnable d'arracher une bonne dent, qu'il serait absurde de couper un bras ou une jambe, parce qu'il y serait survenu une douleur. Chacun a besoin de ses dents pour broyer ses alimens ; on sait aussi qu'une bouche sans dents, ou qui en est dégarnie, articule difficilement ; d'ailleurs elles en sont l'ornement. Cette extirpation des dents ne tarit point la source de la *fluxion* ; le sang continue à la déposer aux places qu'elles occupaient, ou sur la dent voisine ; souvent cette *fluxion* s'épanche sur toute la mâchoire, tellement qu'on ne peut plus distinguer laquelle de toutes les dents est la plus affectée. C'est la violence de la douleur qui détermine d'après quel article de l'abréviation on doit évacuer ; on doit suivre celui d'après lequel on peut plutôt être soulagé. On distingue la personne qui depuis long-temps est sujète au mal de dents, de celle qui en est attaquée pour la première fois : l'article 2 pour celle-ci, et l'article 4 pour l'autre, sont indiqués. L'article 3 peut être quelquefois applicable. Le vomi-purgatif est nécessaire, et on le répète plus fréquemment si le purgatif ne soulage pas avec assez de promptitude. Les dents gâtées sont les seules qu'il soit convenable d'arracher : encore remarque-t-on des personnes qui, ayant soin de se purger à propos, gardent pendant long-temps des dents attaquées de carrie, sans que celle-ci fasse de progrès sensibles ; et ces dents leur servent comme si elles étaient meilleures.

POLYPE.

Le polype est une affection qui peut venir à différentes parties du corps ; mais c'est le canal nasal qui en est le plus souvent attaqué. C'est une excroissance charnue qui, pour le polype du nez, naît à la membrane pituitaire ; il varie dans son caractère, eu égard à la malignité de l'humeur. L'extirpation est le remède usité ; mais elle est insuffisante, si la source de la matière qui l'a formée n'est pas tarie, parce qu'il s'en reproduira une autre, ou bien la plaie, résultante de l'opération, ne se guérira point. C'est d'après l'article 4 de l'abréviation qu'il faut évacuer, c'est-à-dire, pendant quelques semaines auparavant l'opération, qu'il ne faut faire, toutefois, que lorsque le malade se porte bien, quant aux fonctions naturelles. Après l'opération, le malade reprend l'évacuation d'après le même article, et jusqu'à cicatrice de la plaie, et qu'il ait parfaitement rétabli sa santé. Le vomi-purgatif doit être employé quelquefois, c'est-à-dire, autant qu'il est réclamé par les indications qui en déterminent ordinairement l'usage.

VISAGE COUPEROSÉ.

Épanchée dans les vaisseaux de la face, la *sérosité* est la cause de cette rougeur accompagnée de bourgeons, boutons et pustules, qui caractérisent la goute-rose, ou visage coupe rosé. Le vomi-purgatif est nécessaire quelquefois ; le purgatif doit être employé d'après l'article 4 de l'abréviation, vu que cette affection est toujours le résultat d'une dépravation chronique des humeurs.

ESQUINANCIE.

Rassemblée au gosier, la *fluxion* peut, par sa chaleur ardente, enflammer le pharinx, le larinx, l'œsophage, la trachée-artère, et autres parties adhérentes ; ainsi elle caractérise l'angine, ou l'esquinancie. Cette maladie, d'après les traitemens les plus usuels, peut être suivie de gangrène, selon la plus ou moins mauvaise nature des humeurs. Si cette maladie a eu le temps de prendre un caractère sérieux, elle doit être traitée d'après l'article 3 de l'abréviation, jusqu'à ce qu'elle ait perdu ce caractère. On la traite d'après l'article 2, lequel suffit quand elle a encore de la benignité, ou qu'elle en a repris. Dans tous les cas, il faut commencer par le vomi-purgatif, et le répéter autant qu'il est besoin pour dégager le gosier en général ; alors, on administrera le purgatif, selon que le siége primitif de la maladie sera délivré.

MALADIES DES EXTRÉMITÉS.

On donne le nom de rhumatisme à la douleur qui est ambulante, parce qu'elle change souvent de place, en se portant tantôt dans une jambe, une cuisse, une épaule, au col (torticolis), et successivement dans toutes les parties charnues du corps. Les praticiens, qui n'ont point encore reconnu la *cause* des maladies, consultés sur ce genre d'infirmité, se croyent quittes envers leurs malades, lorsqu'ils leur

ont répondu qu'il n'y a rien à faire. Cette
réponse leur est suggérée par l'état extérieur, où on ne voit ni gonflement, ni tumeur, ni inflammation. Ce défaut d'expérience compromet l'état de santé des malades, en ne les délivrant point de leurs
souffrances. On croit avoir dénoué le nœud
de la difficulté, lorsqu'on s'est servi du mot
vague de fraîcheur, qui n'exprime tout au
plus qu'une cause occasionnelle. Les douleurs sont presque toujours ambulantes ou
périodiques, dans leur principe. Ce n'est
que par le laps de temps qu'elles deviennent
continues, ou qu'elles se fixent. Si on en
évacuait la *cause*, on éviterait de grands
maux pour l'avenir. Si on pratique l'évacuation de la *cause* des douleurs, dès leurs
premières atteintes, on en sera délivré en
observant l'article 2 de l'abréviation, et
même l'article 1er. suffit pour l'ordinaire.
Si la douleur est très-violente, on sera plutôt soulagé, et plus promptement guéri, en
suivant l'article 3. S'il s'agit de douleurs
chroniques, on conduit les évacuations d'a-
près l'article 4. Bien entendu, que si la douleur est dans un bras, dans une main, aux
doigts, ou autres parties dépendantes de la
circonscription des premières voies, le vomi-purgatif peut y être nécessaire ; souvent
même il est indispensable qu'il soit pris au

commencement du traitement, alternativement avec le purgatif. Toute douleur qui
change souvent de place est sans danger,
en quelque lieu qu'elle se fasse sentir; parce
que la matière qui la fait ressentir, étant
ambulante, n'a pas le temps d'endommager la partie sur laquelle elle ne fait
pour ainsi dire que passer. Cette douleur
est presque toujours aisée à détruire, par la
raison que la matière qui la fait éprouver,
étant en mouvement, est facile à évacuer ;
mais celle qui ne varie plus, et que pour
cela on appelle douleur fixe, peut être
dangereuse, notamment si la partie affectée est délicate, parce que le séjour de la
sérosité peut léser cette même partie. Elle
peut aussi être très-difficile à faire disparaître, vu que la *fluxion* rassemblée, ou
rejetée par le sang, a beaucoup plus de
peine à rentrer dans la circulation, qu'auparavant d'être fixée ; et c'est pour cela
qu'elle est toujours plus difficile à évacuer
que si la douleur était ambulante. La douleur périodique est celle qui, après avoir
cessé de se faire sentir, ne se reproduit
qu'à des époques indéterminées, et qui,
lorsqu'elle se reproduit, se porte indistinctement sur la partie qu'elle a déjà affectée,
ou sur une autre. Dans l'intervalle du temps
ou l'action de la douleur est suspendue,

la *sérosité*, unique *cause* de cette même douleur, rentre dans les voies générales de la circulation, et se mêle avec le sang, jusqu'à ce qu'elle s'arrête de nouveau, pour se fixer sur quelque partie nouvelle : voilà la cause qui produit l'absence de toute douleur périodique ; mais la *cause* efficiente n'existe pas moins dans l'individu qui en est atteint. La douleur fixe ou continue provient donc de ce qu'on n'a point opéré l'évacuation de la matière qui la faisait ressentir à l'époque où elle ne causait encore qu'une souffrance légère, ambulante, ou périodique. Le temps qui s'est écoulé depuis les premières atteintes a permis à la dépravation des humeurs de faire des progrès, et de produire une plus grande quantité de *sérosité*. Cette matière finit par se fixer, lorsque les fluides ont atteint un haut degré de malignité, et que la sang ne peut plus raréfier, ni déplacer la *fluxion*. Une longue pratique nous a fait remarquer que si, pendant l'action des purgatifs, la douleur cesse ou devient moins aiguë, c'est parce que la *cause* est évacuée en tout ou en partie, ou simplement déplacée. Lorsque les évacuans font cesser les souffrances pendant qu'ils opèrent, c'est parce qu'ils en déplacent la *cause*, et l'attirent à eux : c'est un signe certain de guérison, qui pa-

rait même prochaine. Quand après la cessation des effets d'une dose, ces souffrances
se reproduisent, c'est un signe que la
fluxion, qui n'est plus maîtrisée par l'action du purgatif, se porte comme de coutume à la partie affectée. Cette remarque
dit explicitement qu'il faut donner suite
aux évacuations, c'est-à-dire réitérer la
purgation autant de fois qu'il en est nécessaire, pour l'entière expulsion de la *cause*
de la douleur. Il est sensible que si un effet
contraire arrive, si la douleur est plus
forte pendant l'action d'une dose purgative,
il en faut conclure que cette dose en excite la *cause*, et il faut persévérer dans la
purgation pour l'atteindre et l'expulser. On
ne peut méconnaître que toutes nos maladies ne soient des douleurs de la nature de
celles dont on vient de parler, et dont la
cause matérielle est toujours la même, soit
que nous les ressentions aux extrémités de
notre corps, soit que nous les éprouvions
dans les cavités ; car ce qui est souffrance
est douleur, et toute maladie fait souffrir.
La source de nos maux n'est point où nous
les ressentons ; ce qui nous fait souffrir est
toujours une émanation de cette source,
indiquée dans l'exposé de la *cause* des
maladies. D'après cette vérité, les règles de
notre langue devraient permettre qu'on pût

dire : *Les êtres animés meurent par de-*
dans, et nul ne meurt par dehors, puisque la *cause* des maladies est toute interne. Il est donc inutile de traiter seulement par dehors, et il faut prendre garde
qu'un topique produise un mauvais effet,
au point de faire tellement épancher l'humeur, qu'on ne puisse plus l'évacuer dans
la suite. Les cataplasmes émolliens sont
presque toujours dangereux, en ce qu'ils
relâchent trop, et qu'ils peuvent provoquer
l'épanchement, et même la mortification de
la partie affectée. Des embrocations, au
moyen de compresses trempées dans un liquide indiqué, ne présentent pas les mêmes
inconvéniens. Il est incontestable que les
purgatifs sont les seuls moyens qui existent
contre nos maladies internes et nos douleurs ; à eux seuls appartient le privilége de
prolonger l'existence, parce que leur emploi nous délivre de la corruption qui
peut l'abréger.

SCIATIQUE.

La douleur sciatique a presque toujours
été précédée de douleurs périodiques, ou
ambulantes ; elle est causée par la *fluxion*

qui circulait dans les vaisseaux sans prendre
de siége, et que le sang a enfin déposée
dans les muscles d'une des extrémités inférieures. Cette douleur fixe occupe souvent
depuis la hanche jusqu'au bout du pied, où
elle cause presque toujours les souffrances
les plus difficiles à endurer. Les saignées,
les sangsues, les bains ordinaires ou spiritueux, ainsi que les topiques, n'en peuvent
faire qu'une infirmité incurable. La goutte-
sciatique, si elle est très-aiguë, exige la purgation d'après l'article 3 de l'abréviation;
autrement on la combat d'après l'article 2.
Si elle est chronique, ou si elle succède à
de précédentes douleurs, on agit selon l'article 4. Le vomi-purgatif n'y est réclamé
que par la plénitude d'estomac.

CRAMPES.

Portée sur les muscles, ou sur les membranes aponévrotiques, la *sérosité* met ces
deux parties en contraction; elle y produit
ce tiraillement qui caractérise les crampes,
dont les douleurs sont assez souvent insupportables. Elles sont pour ainsi dire sans
danger, tant qu'elles ne se font sentir qu'aux
extrémités; mais elles peuvent causer des

accidens graves, en agissant sur les voies principales de la circulation. Il est rare que cette affection ne soit pas bientôt suivie d'un accès de douleur quelconque, parce qu'elle en est l'avant-coureur; comme elle en a la même *cause*. La crampe est une affection passagère et de peu de durée; ce n'est donc point pendant qu'elle existe que l'on peut y remédier, sinon de s'agiter, se donner un mouvement quelconque, afin de la faire cesser. Les personnes qui y sont sujètes, doivent se purger amplement, d'après l'article 4 de l'abréviation, sauf à réitérer dans la suite d'après l'article 1er. Le vomi - purgatif y est rarement nécessaire.

***

GOUTTE.

La goutte, qui passe pour incurable, serait moins à craindre, si on pouvait en concevoir la *cause*, telle qu'elle exisse, et si on reconnaissait les moyens de la détruire, que l'expérience avoüe, d'après de nombreuses réussites. La *sérosité*, dans ce cas, très-chaleureuse, passe dans la circulation où elle trouve une portion de phlegme qu'elle cuit en consistance de bouillie. Le

sang porte cette matière aux extrémités
supérieures ou inférieures, et la dépose aux
articulations. La *fluxion*, par sa chaleur,
recuit cette sorte de bouillie et la convertit
en une espèce de plâtre mouillé, qui sert
à former les nodus ; la *fluxion* cause seule
la douleur et l'inflammation. Cette douleur,
qui devient périodique, commence ordinairement par des accès très-courts, et qui
ne reviennent qu'à des époques éloignées,
souvent d'un an, dix-huit mois, et même
de plusieurs années. La maladie s'invété-
rant, ou les matières augmentant en dépravation et par conséquent en malignité, les
accès deviennent plus fréquens, plus longs,
plus douloureux ; et par la suite les malades demeurent perclus, ou tourmentés
par des douleurs qui ne finissent qu'avec la
vie. Il est vraisemblable qu'il y aura toujours
des goutteux, et que l'on croira la goutte sans
remède curatif, tant que l'art de guérir ne
sera que conjectural ou sans base, et que
l'on s'en rapportera à des topiques, insuffisans en ce cas comme en bien d'autres.
Si pourtant on voulait ouvrir les yeux, et
s'affranchir du despotisme des préjugés et
de l'erreur, il pourrait arriver que le nombre des goutteux fût moins considérable ;
on aurait alors appris à détruire les douleurs en général, qui finissent souvent

9

par prendre le caractère de la goutte. On a fait
plus d'une fois, à l'occasion de la goutte,
de jolies pointes d'esprit, surtout quand on
a dit que celui qui aurait le talent d'en
guérir, serait riche comme un Crésus; c'est
ce même esprit pointilleux qui s'égayait,
quand il a prononcé ses arrêts sur le mérite
des prétendus guérisseurs de goutte, au
seul aspect de leur non-opulence. Quelle
force peuvent avoir des discours en général
si peu sensés, par lesquels on convient tout
à-la-fois qu'il n'y a point de remède à la
goutte, et qu'il y a des remèdes aux maladies? Tous ces propos étrangers au fond
de la chose, n'empêchent pas que, d'après
cette méthode, il n'ait été guéri des goutteux en grand nombre, qui, mieux que
nous, savent apprécier le service qu'elle
leur a rendu. La *cause* de la goutte s'évacue, et les goutteux se guérissent par l'u-
sage du purgatif, pris dès l'apparition de
l'accès, selon l'article 2 de l'abréviation, ou
d'après l'article 3, si la violence de la douleur le commande. Si la dépravation des
humeurs est ancienne; si l'individu a déjà
éprouvé plusieurs accès de cette douleur,
de même que si l'accès, par sa durée, est
chronique, le malade doit suivre l'article 4.
Il faut user du vomi-purgatif autant de fois
que le besoin en a été reconnu, soit contre

la plénitude de l'estomac, soit parce que
la douleur est fixée aux extrémités supérieures. Les personnes sujettes à la goutte,
préviendront le retour des accès par le
fréquent usage de la purgation; elles en
abrégeront la durée, et en modéreront la
violence, dans l'hypothèse d'un retour d'attaque.

TUMEURS,

Dépôts et Ulcères.

Toutes les tumeurs humorales, tous les
dépôts et apostêmes, formés de matières
épaisses, et tous autres dépôts produits par
des matières séreuses, quels qu'en soient le
genre et le caractère, se terminent par un
ulcère, soit qu'ils s'abcèdent d'eux-mêmes,
soit qu'ils ayent été opérés. La nomenclature en est très-étendue; mais, sous le
rapport que nous la considérons ici, elle
ne sert à rien pour la guérison des malades
qui en sont affligés. La même *cause* qui
produit ces affections au dehors, donne
lieu, à l'intérieur, aux engorgemens de diverses natures, aux obstructions de différens
genres, aux tumeurs et abcès de tous caractères. La *cause* en étant la même, les

9

procédés curatifs ne diffèrent pas non plus, quant à leur traitement interne : de même il faut l'attaquer dans sa source et l'évacuer, sans quoi on ne peut espérer d'en délivrer les malades. Quelles que soient leurs manières de se manifester, ils sont toujours causés par la corruption. Une portion de glaires se filtre comme le phlegme avec la *fluxion*, dans les vaisseaux ; ces matières y sont recuites par la chaleur de la *sérosité*, qui les convertit en une consistance purulente. Le sang, pour dégager son mouvement gêné par ces matières, qui, presque toujours, ont causé la fièvre, les rejette sur les parties qui sont par leur forme, ou leur structure, ou leurs dispositions particulières, susceptibles, telles que les différentes glandes et autres cavités, de recevoir un dépôt. Si la *sérosité* est rassemblée et déposée seule, l'affection est différente, et présente un autre caractère que quand de grosses matières ont suivi la *fluxion*, comme pour les squires, cancers, polypes, sarcocels, quelques loupes et autres tumeurs séreuses. L'inflammation qui accompagne les dépôts, et les douleurs qui en sont la suite, sont causées par la *sérosité*; c'est la chaleur brûlante de cette *fluxion* qui convertit définitivement la matière en pus; c'est elle qui, par son principe corrosif, ronge la peau et fait le trou qui donne issue au pus, lorsque la tumeur ou le dépôt s'abcèdent d'eux-mêmes. C'est cette même *fluxion*, qui, tant qu'elle a une source, entretient les ulcères chancreux, squireux, cancéreux, sarcomateux, les ulcères qui ont succédé aux tumeurs charnues, enkistées, ou sans kiste, comme elle a formé les tumeurs, les dépôts et abcès qui ont précédé ces affections. C'est en s'infiltrant dans la substance des os, que cette *sérosité* cause les exostoses, et qu'elle donne lieu à la formation de l'ankilose vraie, comme dans les parties charnues, à la fausse ankilose. Il y a des ulcères chroniques, dont la cure exige un traitement de plusieurs années, pour pouvoir en détruire entièrement la source. On doit avoir beaucoup d'égard à la constitution physique du malade, à son tempérament, à son âge, à sa santé ordinaire, antérieure à son affection. Les ulcères qui rendent de l'eau, sont plus dangereux et plus difficiles à cicatriser que ceux qui rendent du pus; et il se peut que ce soit un signe d'incurabilité. Tout dépôt se formant sur ou dans quelque partie du corps que ce soit, annonce toujours que le sang est surchargé d'une matière fluide humorale; il atteste donc l'état de maladie de l'individu. Ce dépôt,

de la part du sang, se fait quelquefois lentement; c'est alors un dépôt par congestion.
Si le dépôt se fait rapidement, si la tumeur
grossit à vue d'œil, c'est le dépôt par
fluxion. La fièvre, qui précède ou accompagne la formation de ces dépôts, est causée par ces mêmes matières, qui dérèglent
le mouvement du sang, jusqu'à ce qu'il les
ait entièrement écartées. Les dépôts se terminent par résolution, ou suppuration,
selon la nature de la matière et suivant les
moyens que l'on y emploie extérieurement.
Il est toujours plus avantageux, sous divers
rapports, d'en détruire la *cause* et la source,
que d'abandonner le malade aux propres
efforts de sa nature. En supposant que le
dépôt se termine avantageusement, sans le
secours de la purgation, l'individu reste
alors exposé à en éprouver un nouveau,
ou tous autres accidens plus ou moins
graves; son corps n'étant point dépuré, il
lui reste à craindre pour sa santé. Si, au
contraire, on pratique la purgation, selon
l'article 2 de l'abréviation, et si on appose
le résolutif, ou le répercussif convenables
sur le dépôt, ou la tumeur, dès leur apparition, on peut les faire disparaître par cette
purgation, s'ils sont susceptibles de fondre.
Si le dépôt ne se résout pas, si la matière
qui le forme, veut venir à supuration, il

s'abcède alors, ou on l'opère selon le besoin, et on le panse d'après les indications;
il résulte toujours, de la purgation qui a
été pratiquée en vue de fondre le dépôt,
que c'est autant de diminution des matières
qui entretiendront sa supuration; et cette
purgation, jointe à celle qu'il faut pratiquer
d'après le même article 2, ou, au besoin,
d'après le 4.me, détruiront la source des
matières, feront cicatriser la plaie par régénération, c'est-à-dire, sans que le malade
ne puisse conserver aucun reliquat de cette
affection. C'est incontestablement parce
qu'on n'use point des moyens prescrits
dans cette méthode, que tant de dépôts ou
abcès dégénèrent en ulcères, et qu'il en arrive tant de malheurs aux personnes qui s'en
trouvent affligées. Les ulcères, soit qu'ils
succèdent aux dépôts ou abcès, soit qu'ils
viennent à la suite des plaies de causes externes, font partie des affections chroniques.
La purgation doit être, en conséquence,
pratiquée d'après l'article 4 de l'abréviation;
et on pense bien que si ces affections, de
même que les dépôts ou abcès, sont aux
parties dépendantes des premières voies, il
faut user du vomi-purgatif, selon l'indication, pour détourner la *fluxion* et les humeurs qui s'y portent, à l'effet de faciliter
l'action du purgatif, qui en doit opérer

l'évacuation. Le pansement qui convient à la guérison des ulcères extérieurs, c'est un emplâtre d'un onguent supuratif doux, qui reçoive les matières que le sang expulse par l'issue pratiquée, et qui les garantisse des injures de l'air, afin que les sucs nourriciers régénèrent la chair et la peau, à mesure que la purgation les délivre des matières qui empêchent leur action. La charpie, les tentes et les bourdonnets, ainsi que le système de laver les ulcères, sont nuisibles à leur guérison radicale. Ces moyens ne peuvent être tolérés qu'au moment où le dépôt s'abcède, ou qu'il subit l'opération de la main.

HUMEURS - FROIDES.

Il y a, quant à la nature de la *sérosité* humorale et des humeurs qui la produisent, des exceptions à la règle commune. Il y a des cas où cette *fluxion* est dénuée de toute chaleur, et qu'elle est même, pour ainsi dire, sans acrimonie. C'est ainsi qu'elle existe dans une affection connue sous le nom d'humeurs - froides. Cette maladie appartient à la classe des dépôts et ulcères, ainsi qu'elle demande les mêmes procédés. On sait que ces affections ne causent point de douleurs, ou qu'elles n'en causent que peu: on doit reconnaître que c'est parce que la *cause* en est froide, ainsi qu'il est dit, page 5. On sait aussi que ces affections s'abcèdent, comme quelquefois elles ne s'abcèdent point, et que, dans ce dernier cas, elles retiennent la dénomination d'écrouelles, ou affection scrophuleuse.

PANARIS.

Le panaris se porte ordinairement aux doigts, sans que les orteils en soient exempts, quoique plus rarement attaqués. Ce dépôt vient souvent après une piqûre, ou blessure quelconque ; souvent aussi sans qu'aucune cause externe l'ait provoqué. Les douleurs qu'il fait sentir sont très-aiguës ; lorsqu'il s'abcède, il paraît souvent des excroissances. Ce dépôt se fait ordinairement sous le périoste, et peut carrier l'os ; ce qui occasionne quelquefois la perte d'une ou deux phalanges. Un bon chirurgien en fait très-bien l'ouverture, et même souvent l'amputation ; mais détruire n'est pas guérir. Si on concevait la *cause* de ce mal, on n'aurait jamais recours à cette opération, aussi douloureuse qu'elle est préjudiciable.

Plus d'une fois, il est arrivé de faire cesser cette douleur, et de couper pied au panaris, avec une seule dose de vomi-purgatif; cet heureux effet ne s'explique pas autrement que parce que la *sérosité* n'avait point eu le temps de causer une lésion à la partie; et que le vomi-purgatif, d'après sa propriété, a, dès sa première dose, déplacé cette *fluxion*, et qu'il l'a évacuée. Il est donc bien entendu que ce médicament doit être employé alternativement avec le purgatif, au commencement du traitement, qui doit être conduit d'après l'article 2 de l'abréviation, si toutefois la violence de la douleur ne réclame d'évacuer d'après le 3.me Si le panaris est chronique, c'est alors un ulcère; il doit être traité comme ce genre d'affection.

DÉGÉNÉRATION DES PLAIES EN ULCERES.

Toute plaie faite par un corps tranchant, piquant, contondant, ou déchirant, dont la guérison ne s'effectue point comme il en doit être d'une plaie simple, est dèslors une affection compliquée avec une *cause* interne ou humorale; et il faut re-

connaître que les humeurs du blessé sont
plus ou moins corrompues. On n'en peut
douter, si la supuration est abondante et si
elle se prolonge, si la plaie présente de
l'inflammation, si le blessé a la fièvre, ou
s'il est autrement malade. Il faut, dans ce
cas, pratiquer la purgation, selon celui des
articles de l'abréviation, qui est applicable
à la situation du malade, d'après la violence de ses douleurs, l'ancienneté de sa
blessure, ou la maladie qui lui est antérieure. Par ce moyen, on dépurera son
corps des matières qui donnent lieu aux
accidens que l'on vient de citer, et on dé-
truira les obstacles qui empêchent la cicatrice de la plaie, la font dégénérer en ulcère, et provoquent la gangrène. Ce serait
un grand bonheur pour les blessés, que
tous les chirurgiens se pénétrassent de ces
principes; ils suppléeraient très-certaine-
ment aux défauts de leurs théories. Il est
bien temps que l'on sache qu'il est impossible de cicatriser, sans inconvénient, les
ulcères et les plaies qui ont une *cause* interne, par des pansemens seuls. Il est également pressant de reconnaître qu'il faut
médicamenter utilement par dedans, pour
détruire le principe de toute maladie. Que
d'hommes on conserverait, qui périssent,
au contraire, de ce que l'on appelle les

suites de leurs blessures, tandis qu'ils succombent sous le poids de la corruption de leurs humeurs, qu'on n'a point évacuées !....

GANGRÈNE, AMPUTATION.

Aux plaies dégénérées, comme aux ulcères, intervient souvent la gangrène; elle attaque aussi les os, en prenant alors le nom de sphacèle. On croit encore assez généralement que cette pourriture vient du dehors, puisque c'est un axiôme reçu, qu'il faut amputer, de peur que la gangrène gagne plus loin; cette fausse maxime en impose encore à beaucoup de gens. C'est avec raison que plusieurs praticiens judicieux ont dit que l'amputation était au moins inutile, parce que, ou on ne guérira point la plaie qu'on aura faite, après avoir coupé, ou il est possible de guérir celle qui existe. Est-ce un malheureux sort attaché au génie et aux combinaisons des amputeurs, qui suit jusqu'à leur dextérité, et rend leur habileté illusoire? Mettons de côté la solution de ce problême, et faisons des vœux bien sincères pour qu'il soit reconnu à l'instant même, que la gangrène ne peut manquer de se reproduire. N'est-il pas bien douloureux que tant d'infortunés perdent leurs

membres l'un après l'autre, et finissent par
périr misérablement ?... Si on voulait reconnaître que la gangrène est *causée* par
la *sérosité* émanant de la bile noire, passée
dans la circulation, et rassemblée par le
sang sur la partie malade ; si on reconnaissait que c'est la *fluxion* qui met à l'instant
cette partie à mortification, en brûlant ou
consumant la chair et même les os, qu'elle
rend fétides, on ne supposerait jamais la
gangrène étrangère à la dépravation interne ; on aurait sans doute la salutaire
précaution de faire sortir du corps du malade, dès que la plaie présente les premiers
indices de gangrène, la masse d'humeurs
putréfiées qui l'ont produite. Seulement, à
l'occasion d'une blessure, comme, par
exemple, celle occasionnée par un boulet
qui emporte un bras ou une jambe, l'amputation, qui n'est, dans ce cas, qu'une
rectification d'amputation déjà existante,
paraît indispensable, tant pour favoriser
la cicatrice, qui ne serait peut-être jamais
bonne sans cette précaution, que pour que
le moignon qui reste, incommode moins le
blessé. La gangrène peut quelquefois être
détruite au moyen d'évacuations pratiquées
d'après l'article 2 de l'abréviation, mais
c'est quand elle n'a point encore une bien
grande malignité ; le plus souvent il faut

évacuer d'après l'ordre du 3.me, jusqu'à ce que la gangrène soit tombée; alors on se conduit d'après le 4.me, jusqu'à l'entière guérison du malade. Il faut aussi avoir égard au lieu où la gangrène s'est portée, pour user du vomi-purgatif, qui ne doit point être épargné, si elle est à quelque partie des premières voies. Les doses du purgatif doivent être de force à produire de nombreuses et abondantes évacuations. A l'appui du traitement à l'intérieur, il convient d'une embrocation résolutive, de force suffisante pour séparer le mort du vif, et par conséquent, détacher la partie gangrénée. Alors que la gangrène est tombée, on panse la plaie comme les autres ulcères.

MALADIES DU SEXE.

Puberté chez les Filles.

On attribue, vers un certain âge, la *cause* des maladies des jeunes filles, au retard qu'éprouve l'état nubile dans lequel elles doivent entrer. Pourquoi, jusqu'à présent, n'a-t-on pas raisonné plus juste, et n'est-il point reconnu, que c'est au contraire, parce qu'elles sont malades, que la

Nature ne se prononce pas à l'égard de l'expulsion du sang menstruel ? L'expérience nous éclaire cependant, puisqu'elle nous démontre que les jeunes filles qui se portent bien à l'âge d'être nubiles, deviennent réglées, sans ressentir aucune incommodité, sans même s'en appercevoir. Cette méprise provient, comme beaucoup d'autres, de ce que l'on raisonne si peu sur la *cause* des maladies. On leur fait ordinairement prendre différens breuvages, tirés de la classe des soi-disans emménagogues; ils ne peuvent leur rendre de service, puisque ce n'est qu'en débarrassant la circulation de la masse de bile, *cause* caractéristique de la jaunisse, qui accompagne souvent l'état de ces jeunes personnes, et des autres parties d'humeurs, qui donnent lieu à la *pâle-maladie,* qu'on peut favoriser cette partie des fonctions naturelles. Si on agissait ainsi, on préserverait ces malades des accidens dont elles sont menacées; on les évite si peu, que beaucoup d'entr'elles tombent en langueur et en périssent. Il est d'autant plus important de guérir la jeune fille, à tout âge, que, si elle reste avec une santé frêle, ses règles pourront avoir de la peine à se prononcer, arrivant à l'âge compétent, et qu'il en peut résulter de fâcheux accidens, même la mort. Ils sont bien pernicieux, ces contes de commères, d'après lesquels il faut attendre que la jeune fille soit réglée, pour qu'elle soit guérie de la maladie qui la tient en langueur antérieurement à l'âge de puberté. Ils sont bien déraisonnables, ceux qui prétendent que si cette jeune personne est encore malade après qu'elle est réglée, elle sera guérie par l'effet du mariage, et qu'il faut la marier. Ils sont bien ignorans, ceux-là qui assurent que, si l'apparition des règles et le mariage ont été insuffisans pour la guérison, la jeune femme sera guérie après, ou au moyen de ce qu'elle aura enfanté. Que d'absurdités prennent la place de la vérité ! Si on était sage, les deux sexes ne se marieraient qu'en bonne santé. On ne peut attribuer la dégénération, malheureusement trop évidente, de l'espèce humaine, qu'à ce défaut de précaution, ainsi que les *causes* et les motifs en sont expliqués dans la division des tempéramens, page 50. Si une fille est malade à l'âge où elle peut être réglée, elle ne deviendra nubile qu'autant qu'on la guérira ; dans ce cas, il faut pratiquer l'évacuation des humeurs qui s'y opposent, et agir selon l'article 4 de l'abréviation, jusqu'à ce que, non-

seulement les règles soient venues, mais
jusqu'à ce que la jeune personne soit dans
l'état vrai de santé.

RETOUR D'AGE.

On attribue presque toujours au retour
d'âge, la *cause* des maladies qui arrivent
aux femmes, depuis quarante jusqu'à cinquante ans, plus ou moins : c'est une erreur. On sait assez que la carrière de beaucoup de personnes finit vers ces âges; mais
un sexe n'en est pas plus exempt que l'autre. Ce qui est naturel ne nous rend point
malade : ne nous éloignons jamais de ce
vrai principe. Les changemens qui arrivent
à la Nature, dans la femme, n'ont certainement aucun rapport avec la *cause* des
maladies, ni avec celle de la mort, puisque
l'une et l'autre sont toujours causées par
corruption, et que la cessation des règles
est chose naturelle. La Nature, sous le
rapport qu'elle doit être considérée ici, a
trois temps. Le premier : durant l'accroissement de la jeune fille, la substance individuelle prépare l'abondance de fluide nécessaire pour parvenir à l'état nubile. Le
second : arrivée à cet état, et durant qu'elle

y reste, la Nature épanche périodiquement le superflu du fluide, dont elle a pourvu la femme, pour exécuter dignement l'œuvre de la reproduction. Le troisième : lorsque cette abondance, ou cette superfluité sont parvenues au terme fixé pour leur durée, la Nature n'est pas pour cela en décrépitude dans le sujet qui est passible de ce changement; elle n'est pas non plus desséchée, elle a seulement perdu son aptitude du second temps. C'est lorsque le sujet est arrivé à l'âge de vieillesse, et il en est de même pour un sexe que pour l'autre, que le fluide vital s'atténue jusqu'à extinction. Nous observerons ici que cette cessation de la vie, effet de la corruption innée, qui s'oppose à ce que notre existence soit éternelle, est bien rare; parce que la corruption secondaire et auxiliaire, à laquelle nous sommes si exposés, abrége la durée de la vie de tous ceux qui n'ont point le bonheur de s'en délivrer. Lorsqu'une femme cesse d'être réglée dans un âge suffisamment avancé, ce n'est point une suppression qu'elle éprouve. L'expérience apprend que la femme, qui jouit d'une bonne santé à l'époque où elle cesse d'être réglée, n'éprouve point de maladie de ce que l'on appelle le retour-d'âge. Or, il faut reconnaître en quoi consiste la véritable *cause* des accidens que l'on remarque à cette époque, et expliquer clairement les causes occasionnelles, pour, qu'en cessant de confondre la *cause* avec l'effet, il soit pris des mesures plus efficaces, dans ces circonstances, qu'on ne le fait ordinairement. Le flux menstruel est un sang superflu; mais il cesse de l'être dès que la femme est enceinte, parce que ce sang est employé au développement ou à la formation de son enfant. Ce même sang s'écoule pur, ou chargé d'humeurs corrompues, selon l'état de santé, ou de maladie de la femme. Celle qui est maladive, qui souffre continuellement, ou périodiquement, pendant le temps qui précède son retour-d'âge, est exposée, sans contredit, à devenir plus malade, du moment qu'elle ne sera plus réglée : et pourquoi ? C'est parce que ce flux menstruel est, pour cette femme, une purgation périodique; son sang se dépure, chaque mois, d'une portion de la *sérosité* qui circule avec lui. Cet écoulement venant à cesser, il en est, à l'égard de cette portion d'humeurs, comme d'un ruisseau qui cesse de couler, sans que, pour cela, il soit plus tari dans sa source que ne l'est celle des humeurs de cette femme, qui la renferme, comme tout autre malade, dans ses cavités. C'est alors que son corps n'a plus de purgation naturelle, qu'il faut qu'elle aide à la Nature par des évacuations provoquées. Elle doit donc user du purgatif, comme il est dit en l'article 4 de l'abréviation, jusqu'à ce qu'elle ait recouvré une parfaite santé, et que les humeurs qui accompagnaient le flux menstruel et s'évacuaient avec lui, aient pris la seule voie des excrétions qui leur reste. Si l'esprit des femmes pouvait gagner assez pour leur faire reconnaître les effets salutaires d'une purgation bien adaptée aux diverses circonstances dans lesquelles elles se trouvent durant leur jeunesse; si, plutôt que de faire tirer leur sang, ou de le donner aux sang-sues; si, au lieu de garder dans leurs corps une masse de putréfaction qui les fait souffrir de toutes les manières, en les exposant à tous les accidens, leur donne cet écoulement si commun aujourd'hui sous le nom de fleurs-blanches de tous caractères, leur ôte leurs couleurs, leur donne un air de vieillesse avant l'âge : si, pour tous ces cas, elles se purgeaient à-propos, elles entretiendraient, ou rétabliraient leur santé; alors, elles auraient peu à craindre du retour d'âge, comme de beaucoup d'accidens auxquels leur vie est exposée. Elles éviteraient, elles détruiraient les écoulemens, les chaleurs brûlantes, les inflammations, les acrimonies, les dépôts, les ulcères qui en résultent, la consomption et la mort, qui est trop souvent leur partage, à un âge où elles ont les plus grands droits à l'existence! De plus, la femme en santé, quoique peu favorisée sous le rapport de la beauté, est toujours physiquement attrayante, par conséquent préférable sous tous les rapports, à celle qui est dans un état habituel de mal-aise ou de souffrance.

RÈGLES SUPPRIMÉES.

La suppression des règles, qu'il ne faut pas confondre avec le retour-d'âge, a, selon la manière ordinaire d'en raisonner, beaucoup de causes. Elle n'en a cependant qu'une qui soit matérielle et qui agît seule; c'est la même que celle de toutes les maladies, et c'est le même procédé pour rétablir les règles, que pour détruire les autres infirmités. On ne tient compte ordinairement que des causes morales, à la suite, ou par l'influence desquelles les règles peuvent se supprimer; on ne parle, le plus souvent que des positions, et situations plus ou moins gênantes ou préjudiciables,

des contre-temps, enfin, que la femme a
éprouvés dans le moment de ses règles. Il
faut mettre de côté toutes ces considérations, avec les causes occasionnelles, auxquelles, toutefois, il faut se soustraire
autant qu'on le peut; il ne faut donc
voir que les humeurs plus ou moins dégénérées et la *fluxion*, stimulées au plus
par les causes alléguées, comme étant la
seule *cause* qui retient les règles, ainsi
qu'elle produit tous les accidens qui en
sont les suites. Il n'y a suppression que
dans le temps où la Nature, pourvue de
l'abondance, et reproduisant à des époques
fixes le superflu du fluide, éprouve tout-
à-coup un retard dans la reproduction périodique des menstrues. Cet accident est
causé par la plénitude humorale, et par
la présence de la *fluxion*, qui bouchent
les conduits et obstruent les organes de
la secrétion ou de l'excrétion de ce flux.
Cette femme est assurément malade. On
sait que dans cet état, elle peut éprouver
des maux de tête, des douleurs dans différentes parties du corps, la fièvre, des
dégoûts, la perte de l'appétit, l'insom-
nie, etc. La purgation, comme en l'article 2 de l'abréviation, procure la reproduction des règles; mais, s'il y a affection
chronique, il faut se conduire d'après le

4.me; et s'il y a douleur aiguë, affection d'un organe, ou quelque sujet de crainte, il faut suivre l'article 3.

REGLES IMMODÉRÉES.

Beaucoup de femmes, sans doute malades, sont sujettes à des règles immodérées. C'est une sorte d'hémorragie, qui reçoit sa *cause* d'une masse d'eau répandue avec le sang; il faut donc la purger jusqu'à ce qu'on en ait tari la source. L'irrégularité du flux vient de la même *cause* et demande les mêmes procédés. D'autres femmes, en cessant de voir en rouge, voient en blanc; elles sont dans le même cas que celles qui ont l'écoulement appelé fleurs-blanches, dont nous avons parlé au retour-d'âge. Il y en a aussi, qui, à l'approche de l'époque de la reproduction de leurs règles, éprouvent de très-fortes douleurs dans toute la capacité du bassin, la région des reins, etc. Tous ces cas annoncent un bien mauvais état des humeurs; aussi, la santé en est-elle considérablement délabrée. C'est, comme nous venons de le dire, une abondance d'eau, qui cause la plénitude des vaisseaux

chargés de l'excrétion du flux menstruel,
et qui donne lieu aux règles immodérées,
ou pertes, vulgairement appelées; c'est une
matière très-acrimonieuse, qui cause la
douleur qui précède le retour des règles;
c'est la plénitude de bile et de glaires corrompues, concentrée dans les entrailles ou
les cavités, qui produit ces écoulemens
acrimonieux, ou parfois sans acrimonie et
de différentes couleurs, dont nous avons
parlé il n'y a qu'un instant. Il a été donné
à ces écoulemens le nom de gonorrhée
bénigne, et on a reconnu qu'ils pouvaient
acquérir toute la malignité de la gonorrhée
proprement dite. Nous sommes loin de
contester cette assertion, ainsi qu'on le
verra dans notre dissertation sur les maladies vénériennes. Nous croyons pouvoir
rendre un grand service au sexe, en lui
expliquant pourquoi et comment ces écoulemens humoraux l'affligent. La Nature,
en donnant un fluide superflu à la femme
(et c'est celui dont se composent les règles),
a pratiqué une voie pour l'expulsion de ce
fluide. Quand la femme est malade, c'est-
à-dire, lorsqu'elle a les cavités remplies
d'une masse d'humeurs corrompues, la
Nature se sert de la même voie pour en
expulser le superflu; c'est alors un ruisseau

qu'elle établit. Les femmes qui sont dans
cet état, ont presque toujours l'estomac
délabré ou douloureux ; et toutes sont
menacées de cet accident. Faute d'être
instruites, ces chères victimes de l'erreur
croyent que c'est parce qu'elles sont affectées d'écoulement, qu'elles ont des maux
d'estomac ; tandis que c'est, au contraire,
parce qu'elles sont malades, et que leur
estomac, ainsi que les autres parties où
elles souffrent, sont encombrées de corruption et de *sérosité*, plus ou moins acrimonieuse ou mordicante, qu'elles subissent
ces épanchemens de la source unique de
tous leurs maux. Toutes les femmes qui
sont dans cet état, n'éprouvent les accidens
qui en résultent, que parce qu'ainsi que
c'est le pernicieux usage, on a négligé anciennement de soigner curativement la santé
de ces malades, et parce qu'on ne sait pas
purger selon le besoin de la Nature. Pour
y remédier, si l'affection est chronique,
il faut se conduire d'après l'article 4 de
l'abréviation, en usant au besoin du vomi-
purgatif. Dans le cas de perte, surtout lorsqu'elle est abondante, la femme doit se
considérer comme attaquée d'hémorragie,
et se conduire comme il est prescrit au
traitement de cette maladie.

10

TRAITEMENT PENDANT LES
RÈGLES.

La présence des règles ne peut être un obstacle au traitement des femmes, qui a lieu par les moyens de cette méthode; elles seraient bien malheureuses, s'il en était autrement. Si une femme était attaquée d'une maladie assez meurtrière pour la faire mourir dans l'espace de deux ou trois jours, comme dans les cas d'épidémie, ou si elle est affligée d'une douleur aiguë, et menacée d'un péril imminent ou si on peut redouter la perte d'un organe quelconque, que le sort des femmes serait à plaindre s'il falloit, pour leur porter secours, attendre la fin de leurs règles, dont la durée peut être d'une semaine, car il ne serait plus temps ! Puisque la purgation rétablit les règles, ainsi que nous l'avons dit en parlant de leur suppression, elle n'est donc point nuisible. En supposant qu'une dose purgative fût suivie de suppression, les subséquentes doses rétabliraient les règles. Mais quand il s'agit du traitement d'une maladie chronique, ou de celui d'une indisposition légère, qui n'est point pressante, on s'accorde avec les époques des règles, de manière à ne point purger en leur présence. Cette pratique est fondée sur ce que nous considérons les règles comme une purgation naturelle, et que c'est un état de gêne qui serait augmenté par la purgation, sans avantage, dans ce cas, pour la malade.

FEMMES ENCEINTES.

On ne devrait jamais attribuer à la grossesse la *cause* des maladies ou souffrances que les femmes enceintes éprouvent, puisque, ainsi que nous l'avons déjà fait remarquer, ce qui est naturel n'est point *cause* de maladie. Une femme enceinte ne perd sa santé que par la même *cause* qui rend malade un homme ou une femme qui n'est pas dans l'état de grossesse. La corruption ne fait point d'exception; et ce n'est que quand elle a atteint les humeurs de la femme enceinte, que celle-ci éprouve des souffrances. Si on purge au besoin une femme enceinte, c'est-à-dire, quand elle n'est pas dans l'état vrai de santé, on préservera l'embryon de la corruption, et on évitera

10

par conséquent la fausse-couche. (On attribue souvent cet accident à des causes externes qui n'y ont point de rapport.) Si on utilise convenablement ce moyen, on guérit deux individus à-la-fois, la mère et l'enfant. L'état de grossesse peut occasionner seulement l'état de maladie, mais il ne le cause pas; ce sont les humeurs corrompues et la *sérosité* qui sont les agens des souffrances. La femme enceinte peut être malade comme la femme qui est à l'époque du retour d'âge, par la cessation de sa purgation naturelle; ce qui a été dit de celle-ci, s'applique incontestablement à celle-là. L'enfant ne peut être bien portant dans le ventre de sa mère, il ne peut avoir une formation heureuse, il ne peut recevoir une constitution solide, si cette mère est malade, puisque l'enfant est formé de ses fluides, et que, dans ce cas, ils sont entachés du vice de la corruption. Les femmes enceintes font déjà beaucoup, et pour elles-mêmes et pour leurs enfans, lorsqu'elles ne se font ni saigner, ni mordre par les sang-sues; elles feraient tout ce qu'il faut, si, dégagées d'un préjugé des plus pernicieux, elles usaient de la purgation autant qu'il en est nécessaire pour se rendre bien portantes. A la faveur de ce moyen, qui nettoye les entrailles et purifie le sang,

ces femmes éviteraient, non-seulement des
fausses-couches, mais nombre d'accidens
plus ou moins funestes ; elles mettraient
au monde des enfans forts et vigoureux,
parce que ceux-ci seraient formés d'élé-
mens purs et sains. C'est parce qu'on ne
se rend point un juste compte de la *cause*
des souffrances, et qu'on ignore les bienfaits de la purgation dans cette circonstance, comme dans toutes les autres, qu'on
ne voit naître, pour ainsi dire, que des enfans dont le corps semble n'être que le
produit de la masse des humeurs des
mères qui les ont portés, et qui vivent la
plupart si peu, parce qu'ils sont malades
en naissant, comme auparavant de naître.

ACCOUCHEMENS LABORIEUX.

Les accouchemens laborieux ayant la
même *cause* que les autres maladies, on
doit, dans ce cas, comme dans un autre,
employer les secours des purgatifs, à l'effet
de prévenir les accidens, surtout lorsque
les douleurs se prolongent trop long-temps
et que l'on croit la vie de la malade en
danger. Si on connaissait l'utilité de ce
moyen, et qu'on l'employât à propos, il

n'y aurait point d'accouchemens laborieux, et il y en aurait peu contre nature. On conserverait par ce moyen l'existence de beaucoup de mères, et de petits êtres qui courent souvent le plus grand danger dans ce cas. C'est une erreur bien préjudiciable que de répandre le sang d'une femme en travail d'accouchement; sous l'espoir d'aider sa délivrance, on lui ôte ainsi la force de se délivrer.

Toutes les fois qu'une femme n'accouche point librement, supposé que l'enfant puisse venir comme il se présente (dans le cas contraire, on doit opérer par la manœuvre usitée), c'est parce que les cavités de cette femme renferment des humeurs mal saines, et parce que son sang, surchargé de la *sérosité*, a rassemblé cette *fluxion* dans les vaisseaux avoisinant le siége de la grossesse et les parties sexuelles expulsives de l'enfant, où cette même *fluxion* a pu, d'ailleurs, être attirée par le travail de l'accouchement. Cet accident arrive dans des cas généraux, où l'on voit la portion fluide des humeurs se diriger sur la partie forcée, ou lésée par un effort, un coup, une chûte, une blessure, etc., ainsi que nous en avons parlé ailleurs. Pour faciliter la délivrance de la mère, et donner heureusement le jour à l'enfant, il faut la purger des matières qui font plénitude, gonflement ou engorgement, ainsi que de la *sérosité* âcre ou brûlante, qui crispe ou durcit les membranes susceptibles de dilatation. Ayant peine à croire aux vices de conformation, à l'étroitesse du bassin ou du passage, qu'on allègue ordinairement, nous n'opposerons d'autre raison à ce sentiment, que la persuasion dans laquelle nous sommes, que la Nature a pourvu à tout; l'opinion contraire ne paraît avoir d'autre base que le défaut d'avoir reconnu la *cause* des maladies et les ressources de la purgation, méconnues à tant d'égards.

Pour opérer convenablement, il faut agir d'après l'article 3 de l'abréviation. On doit commencer par une dose de vomi-purgatif; si, dans l'espace de sept à huit heures, la femme n'accouche pas, et si elle est toujours également souffrante, il faut administrer une dose de purgatif; et si l'accouchement ne s'effectue point par les effets de cette dose, il en faut, dix heures après, donner une troisième. On suppose que toutes ces doses ont convenablement opéré, sous le rapport du nombre d'évacuations qui est déterminé dans cette méthode, car autrement il faudrait les rapprocher, vu leur peu d'effet. Il n'y a point d'exemple qu'un accouchement ait résisté à trois doses; mais si le cas s'en présentait, il faudroit répéter le purgatif d'après le même article 3. L'accouchement étant terminé, si la femme est bien pour son état, on la soigne, on la nourrit, on la fortifie; si, au contraire, elle éprouve des souffrances insupportables, ou si sa vie est en danger, il ne faut pas différer de répéter la purgation. C'est donc à tort que l'on croit une femme trop nouvellement accouchée pour la purger; si la femme, après l'accouchement, continue d'être malade, c'est évidemment parce que son corps n'a pas été suffisamment purgé. Plutôt que de la laisser mourir, plutôt que de se reposer sur l'évacuation de ses lochies, qui, peut être insuffisante, il est préférable de donner suite à la purgation jusqu'à entière guérison.

SOI-DISANT LAIT ÉPANCHÉ.

Presque tout le monde croit que les dépôts qui viennent aux seins d'une femme nourrice, ou qui a nourri, sont causés par le lait, et il y a peu de personnes qui ne croyent pas au lait épanché. Si on vouloit reconnaître la *cause* des maladies, et raisonner plus juste sur les fonctions en général du corps humain, on ne confondrait point le lait, qui est une liqueur bienfaisante, émanée du sang, et aussi pure que lui, avec un pus corrosif, qui ronge ou brûle la chair, pour faire ressentir les douleurs, et qui perce la peau pour faire un trou, ainsi qu'on le voit quand le dépôt vient à suppuration. Si le lait était caustique, il serait un poison ; et l'enfant qui en aurait sucé seulement quelques gouttes, tomberait aussitôt en convulsion ; il périrait sur-le-champ, ce qui n'a point d'exemple. Il n'est donc pas plus raisonnable d'attribuer à de prétendus épanchemens laiteux la cause des douleurs périodiques, continues, fixes ou ambulantes que la même femme peut éprouver. Le lait ne paraît mauvais que quand la femme est malade, ce qui signifie que ses humeurs sont alors corrompues, et qu'il y en a une portion de passée avec le sang et le lait, pour causer toutes les espèces de douleurs, et tous accidens. Si la corruption fait des progrès, la maladie devient grave ; l'enfant qui tette ce lait éprouve bientôt le sort de sa mère. Que l'on apprenne donc, et il en est bien temps, à distinguer les fluides purs, d'avec la corruption qui advient pour les empoisonner ou les corrompre. La vérité produit autant de bien que l'erreur cause de mal. Pour détruire toutes les affections que l'on attribue au lait, c'est le même procédé que pour toutes celles auxquelles on ne donne pas ces attributions, ou que l'on reconnaît pour provenir d'autres causes.

NOURRICE.

Lorsqu'une femme nourrice se purge, et nous dirons pour quelques affections légères, car si elle devient affligée d'une maladie grave, nous lui conseillons de cesser de nourrir, pour la sûreté de la santé et de la vie de son enfant; lors donc qu'elle se purge, il est à-propos que, pendant les effets de sa purgation, elle fasse teter son enfant, des deux seins, au moins une fois; sans cette précaution, son lait pourrait disparaître. Quand la nourrice et l'enfant sont malades, celle-ci, en se purgeant pour rétablir sa santé, guérit son enfant; si elle lui donne à teter plusieurs fois pendant que sa purgation opère, l'enfant sera purgé aussi, et délivré de ses souffrances. Lorsqu'une nourrice renvoie son lait, elle fait bien de se purger au moins une fois, en même temps qu'elle applique sur ses seins les topiques d'usage; c'est le

moyen de prévenir tout engorgement. D'ailleurs, elle doit se purger autant que besoin,
par rapport à l'état de sa santé.

MALADIES DES ENFANS
ET ADOLESCENS.

Nouveaux nés.

La purgation, d'après le principe ou la
cause des maladies internes, peut être ad-
ministrée depuis les premiers jours de l'enfant nouveau né, jusqu'aux extrémités les
plus reculées de l'existence humaine. Il suffit
d'adapter ou proportionner les doses purgatives aux différens périodes de la vie.
Les souffrances qu'endurent les enfans du
plus jeune âge, sont les coliques ou tranchées ; ces petits infortunés crient et donnent beaucoup de mal à leurs mères, ou à
celles qui les élèvent. Si celles-ci veulent
s'assister des conseils de l'expérience et réitérer la purgation toutes les fois que les
cris de leurs enfans attesteront l'existence
de la douleur, elles peuvent être assurées
de se procurer beaucoup de tranquillité, en
même temps qu'elles donneront à leurs
enfans le précieux avantage de la santé.

DENTITION.

On croit encore que la dentition rend les enfans malades; on en juge par l'inflammation et la douleur qui se portent à leur bouche : c'est une erreur. Si les humeurs de ces enfans n'étaient point corrompues, leurs dents pousseraient sans qu'ils en fussent incommodés; on ne s'apercevrait même pas de leur dentition. C'est encore dans ce cas la *sérosité* susceptible d'être attirée à toute partie passible de quelque changement ou d'une action quelconque; et c'est le travail de la dentition qui attire cette *sérosité* acrimonieuse, ou brûlante, dans la bouche et sur les gencives. Les dents ne sont ni la cause des douleurs que l'on peut y éprouver à tout âge, ni la cause d'aucune maladie, parce que ce qui est naturel, on le répète, ne fait jamais souffrir. Si on évacue, ce qui est contre nature, c'est-à-dire, la corruption qui fait ressentir toute douleur interne; corruption qui fait mourir la plus que moitié des enfans, comme elle cause la mort prématurée d'un grand nombre d'adultes, on verra l'heureuse différence de ce procédé, comparée, dans ses résultats, avec ceux d'un système opposé.

MAUVAIS ALAITEMNT.

La purgation, bien comprise dans son objet, et souvent répétée pendant le bas âge, c'est-à-dire, d'après l'article 4 de l'abréviation, change presque toujours ces mauvaises constitutions, que les enfans reçoivent de l'alaitement de leurs mères ou nourrices, malades. Mais, pour cet effet, il faudrait que tous les pères et mères se débarrassassent du bandeau qui leur a toujours couvert les yeux, et les a habitués à ne voir que l'erreur, avec laquelle ils sont généralement familiarisés ; il faudrait aussi que tous les gens de l'art, et les personnes dont le ministère, les connaissances et le dévouement sont autant de guides pour ceux que la Nature, la fortune, ou l'éducation ont les moins favorisés, se pénétrassent de la vérité, et qu'ils leur fissent le sacrifice de la routine ou des préjugés contraires.

GLANDES DE CROISSANCE.

On paraît encore généralement persuadé

que l'engorgement des glandes est nécessaire
à l'accroissement des enfans ; on les appelle,
en conséquence, glandes de croissance : c'est
encore une bien grande erreur. Les glandes
ne peuvent être tuméfiées ou engorgées que
par la présence de la *fluxion*, et parce que le
sang qui en est trop surchargé, la dépose
dans ces parties, dont la structure cave sert
d'entrepôt à cette matière, jusqu'à ce qu'il
en résulte une affection caractérisée et dé-
nommée, ou qu'elle se déplace pour donner
lieu à une autre maladie. Il faudrait donc
pratiquer la purgation, autant de fois qu'il
en est nécessaire, c'est-à-dire, d'après l'article 4 de l'abréviation, pour évacuer cette
surabondance d'humeurs et ce qu'elles ont
de malignité, et parer sûrement aux suites
fâcheuses qui se réalisent si souvent.

PISSENLIT.

On croit généralement que les enfans qui
lâchent leur urine au lit, dans un âge assez
avancé pour qu'on aie le droit d'en attendre
la plus grande propreté, le font par négligence ou paresse ; on les blâme, on les pu-
nit d'autant plus injustement, qu'il n'y a
point de leur faute. C'est un genre d'hydro-

pisie particulière à ces enfans; ils ont de l'eau épanchée dans la capacité de l'abdomen. Quand ils sont couchés, cette eau remonte au-dessus des artères principales, elle en rallentit le mouvement, ce qui plonge ces enfans dans un sommeil profond, qui ressemble à une espèce d'anéantissement. Les reins, les uretères et le col de la vessie, abreuvés ou inondés de cette même eau, ont perdu leurs ressorts naturels, et l'enfant devient, par ces raisons, insensible à l'expulsion de l'excrément des fluides. Il ne s'agit, pour détruire cette infirmité, que de purger, d'après l'article 4 de l'abréviation, jusqu'à guérison radicale, ou bien assurée.

SAIGNEMENT DU NEZ.

On fait peu d'attention au saignement par le nez; c'est une affection commune aux enfans et aux adultes, qui est beaucoup plus sérieuse qu'on ne le pense. On ne parle de cette affection que vaguement, ou pour dire qu'on est échauffé, ou pour prétendre que c'est un effet de la fougue de la jeunesse, de la vivacité du sang, de la force de l'exercice, ou de l'application, etc. Si les fonctions en général du corps humain, et la

cause des maladies étaient mieux connues,
ou si l'expérience était plus généralement
répandue, on penserait tout autrement, et
on agirait ainsi que cette situation le réclame.
Le saignement du nez ne diffère de l'hémorragie que par la nature de sa *cause ;* il la précède assez souvent. Le sang ayant rassemblé la *fluxion* dans les vaisseaux du canal nasal, ou dans ceux qui avoisinent la membrane pituitaire, par son volume elle fait
gonflement et engorgement ; elle rompt ou
dilate les tuniques de ces vaisseaux, et s'écoule teinte du sang qu'elle entraîne. Cette
incommodité est périodique, et se reproduit plus ou moins souvent. Mais si la *sérosité* est assez chaleureuse pour rompre ces
mêmes tuniques, au point que le sang pur
s'écoule, c'est alors une hémorragie, qui
peut être aussi périodique, et se reproduire
à des époques plus ou moins rapprochées.
Souvent le saignement du nez est précédé de
douleur et pesanteur de tête ; elles cessent
momentanément par le moyen de cet écoulement, parce qu'il désemplit les vaisseaux.
Cette incommodité ne disparaît, pour ainsi
dire jamais, que la personne n'éprouve, peu
de temps après, une autre maladie, plus ou
moins grave, selon le degré de dépravation
des humeurs, et la malignité de la *fluxion*,
qui n'a changé de place que pour produire

l'affection nouvelle, quelque soit son nom.
Tant pour détruire la fréquence du saignement de nez, que pour éviter les accidens
qui peuvent lui succéder, et il en peut résulter de très-graves, il faut pratiquer la purgation, et suffisamment la réitérer, jusqu'à
ce qu'elle ait rétabli une santé à l'abri de
toute incommodité. Comme c'est toujours
le résultat d'une dépravation chronique des
humeurs qui occasionne cette affection,
c'est, par conséquent, d'après l'article 4 de
l'abréviation, qu'il faut purger.

AFFECTION PÉDICULAIRE.

Cette affection n'est autre chose que des
poux en quantité. Soit qu'ils existent à la
tête, soit qu'ils s'établissent dans toute l'habitude du corps, ils sont toujours causés par
une corruption, qui est interne, lorsqu'elle
ne provient pas du dehors. On sait que les
poux peuvent naître de la négligence de pei-
gner les cheveux, ou de tenir la tête propre ;
on n'ignore pas qu'ils s'engendrent du défaut de changer de linge assez souvent ; on
comprend aussi que c'est la corruption crou-
pissante à la peau qui sert à la formation de
cette vermine. Mais, lorsqu'après que rien

n'a été négligé pour la propreté externe, un individu a des poux, il faut reconnaître que la cause qui les produit est dans l'intérieur, et par conséquent, dans les humeurs dégénérées : c'est alors la maladie pédiculaire. Cette affection, à laquelle sont sujets beaucoup d'enfans et d'adultes, et aussi beaucoup de vieillards, est détruite, comme toutes les autres affections, par l'évacuation des humeurs dépravées, pratiquée d'après l'article 4 de l'abréviation. Si cette vérité était généralement reconnue, que de maux pour l'avenir on éviterait aux enfans, puisqu'en les délivrant des matières qui leur donnent de la vermine, on les préserverait d'autres maladies plus graves ou plus inquiétantes ! Les contes de bonne-femme sont, à cette occasion, en trop grande faveur; un grand nombre de mères sont persuadées que les poux donnent la santé à leurs enfans; elles se croient fondées dans cette opinion, parce que souvent on remarque que les poux, venant à disparaître, leurs enfans sont malades, ou plus incommodés que dans le temps qu'ils portaient cette vermine. Si l'art de guérir était basé sur le principe vrai que la Nature lui indique elle-même, les praticiens, alors en possession d'un talent certain et utile, en remplacement d'une science purement conjecturale, auraient des certitudes en place de doutes; et le public, qui est assez souvent l'écho de leurs assertions, publierait des vérités au lieu de vaines conjectures. Si un individu est malade, après que ses poux ont disparu, c'est parce que l'humeur, qui se portait à la peau, et qui y entretenait la vermine, s'est portée, en la quittant, sur une autre partie du corps, où ces matières causent une maladie autrement caractérisée.

TEIGNE.

D'après la manière ordinaire de traiter la teigne, on ne doit point être surpris que cette affection soit mise au rang des incurables. Malgré que le traitement usuel fasse beaucoup souffrir, c'est toujours en pure perte pour la guérison. Quoi de plus mal adapté à la source des maladies que cet emplâtre, en forme de calote, avec lequel on arrache le produit du dépôt teigneux ? Cette opération douloureuse ne peut pas empêcher le sang de continuer à porter les mêmes matières au cuir chevelu; on en a bien la certitude, puisque plusieurs fois cette opération est réitérée, sans que ses succès en soient à la fin plus assurés; de plus, on peut remarquer que si la teigne quitte son siége, le sujet n'en reste pas moins différemment affecté, parce que sa constitution n'a point été dépurée. Tous les topiques émolliens et résolutifs peuvent être employés sans danger, et souvent avec beaucoup d'avantage ; mais la destruction de cette maladie ne peut avoir lieu que par l'entière évacuation de sa cause matérielle. C'est en conséquence, d'après l'article 4 de l'abréviation, qu'il faut purger ; le vomi-purgatif y est souvent nécessaire, au moins dans la proportion d'une de ses doses contre trois ou quatre du purgatif.

CRISES SALUTAIRES.

Les dévoiemens, les différentes éruptions dans le cuir chevelu, ou la peau de la tête, et autres voies des excrétions, sont des crises auxquelles le jeune âge est assujéti ; elles sont salutaires , sans doute , toutes les fois que leur terminaison est heureuse, puisque c'est par elles que beaucoup d'enfans, abandonnés pour ainsi dire au hasard, survivent à leurs souffrances. La Nature, dans beaucoup d'êtres , est sans contredit son premier médecin ; mais si elle se suffit souvent, plus souvent encore elle succombe. Elle ne rejète jamais les secours qui sont pro-

pres à la conduire à la dépuration du fluide
moteur de la vie, but vers lequel elle se dirige constamment. Si on ne lui laissait pas
le soin de se guerir; si l'art, plus sûr
dans sa marche, lui aidait par l'évacuation
de la corruption, on sauverait la vie à un
grand nombre de ceux qui succombent; on
délivrerait les autres de leurs souffrances ac-
tuelles, et finalement on couperait dans la
racine ces maladies, ou infirmités chroniques de toutes espèces, toujours trop difficiles à détruire quand on leur a laissé le temps
de s'invétérer. La purgation, pratiquée dans
ces vues et à cette fin, est toujours à propos ;
c'est parce qu'on la néglige, ou qu'elle est
insuffisamment pratiquée, que la Nature succombe, et que la mort prématurée termine
l'existence de tant d'êtres qui ont tous les
droits à la vie.

PETITE VÉROLE.

Ainsi que nous l'avons déjà avancé, sans
crainte d'être contredit par les hommes judicieux, la durée de la vie d'un très-grand
nombre d'individus est le résultat de crises
ou évacuations salutaires que fait la Nature
dans ces corps ou sujets privilégiés. On en

voit de nombreux exemples dans les parties
du monde où l'art de la médecine est in-
conu, et chez nous, dans la classe trop pauvre, ou trop insouciante pour appeler un
médecin. La petite vérole n'est autre chose
qu'une crise ; tous les humains sont exposés
à subir cette crise sous sa forme éruptive. La
cause de cette maladie consiste en une portion de glaires qui se filtre dans la circulation, où elle est, avec une partie de phlègme,
convertie en pus par la chaleur de la *sérosité*. Ce sont ces matières qui causent le fris-
son, la fièvre, l'assoupissement, les lassitudes, les douleurs, parce qu'elles gênent
et dérèglent la circulation du sang ; ces
symptômes sont le premier temps de cette
maladie. Le sang qui, dans cette circonstance, comme dans toutes celles de la vie,
tend à sa dépuration, milite contre ces matières ; il les porte à l'extrémité des vaisseaux
capillaires, pour les expulser et pour faire
éruption. Alors la peau se couvre successivement de pustules purulentes, en plus ou
en moins grande quantité ; ce qui fait que
la fièvre se calme, et que bientôt elle cesse
entièrement : telle est le second temps de la
maladie. Après environ une douzaine de
jours, les pustules se dessèchent et tombent
en poussière : c'est le troisième temps. La
petite vérole est meurtrière, ou par la mali-

gnité de sa contagion, ou d'après la mauvaise nature des humeurs du malade. Si le sujet se portait mal avant d'être attaqué de cette maladie, ce qui signifie que ses humeurs étaient corrompues depuis plus ou moins de temps, il est infiniment plus exposé que s'il jouissait d'une parfaite santé; il l'est encore davantage, si la contagion est maligne. Si la malignité porte le caractère de pourpre ou de putridité, elle peut empêcher que la crise s'accomplisse. En résistant aux efforts de la Nature, les matières peuvent très-promptement causer la mort, en gangrenant les viscères, ou en arrêtant le mouvement du sang par la compression des vaisseaux, que peut exercer la *sérosité*, dans ce cas excessivement brûlante. Pour empêcher que cette maladie ne cause la mort, et pour prévenir tous autres accidens, il est une précaution préservative et facile à prendre. Quand il est reconnu que cette contagion a pénétré dans la contrée, ou la ville que l'on habite, c'est un avertissement pour s'en défier, et pour prendre garde de ne point confondre ses avant-coureurs avec une incommodité passagère; dans tous les cas, on est mieux averti par les signes du premier temps, dont il vient d'être parlé. Aussitôt que l'individu se sent attaqué de maladie, il faut, sans différer, provoquer

des évacuations réitérées, avec le vomi-purgatif et le purgatif, comme si on voulait
détruire la *cause* d'une fièvre ordinaire ou
de toute autre affection; on se conduit d'a-
près l'article 2 de l'abréviation, et même
d'après le 5ᵉ., jusqu'à ce que la violence ait
cédé. En supposant que ce ne fût pas de la
petite vérole dont le malade dût être atteint,
il sera, par ces évacuations, guéri de la maladie qui l'a attaqué; et le but, quant à sa
santé, sera également rempli. Lorsque la
fièvre continue, et si la situation du malade
laisse encore des inquiétudes pour sa vie,
il faut donner suite aux évacuations, même
malgré l'éruption variolique, pour prévenir
tout engorgement ou dépôt à l'intérieur. Par
ce procédé, la crise s'effectue; soit que les
matières soient légèrement corrompues, soit
qu'elles soient fortement dépravées, la vie
du malade est également à l'abri du danger,
si toutefois, dans le cas de nouvelle douleur
ou menace d'accident, on répète la purgation dans l'intervalle du dessèchement des
pustules. Ce qui est également sûr, c'est
qu'en évacuant ainsi la *sérosité* corrosive,
qui fait des cavités et cause des démangeai-
sons excessives, l'éruption ne laissera aucune
trace sur la peau; et le malade, ainsi traité,
n'éprouvera aucun de ces reliquats capables
de produire dans la suite des incommodités

qu'on a de si fréquentes occasions de remarquer. On a connu et pratiqué autrefois l'inoculation de la petite vérole. Ce système a éprouvé le sort de beaucoup d'autres ; il devait mourir plutôt, puisque la saine raison l'a toujours repoussé. Un autre a pris sa place, et jouit aujourd'hui d'une grande faveur : c'est l'opération de la vaccine, qui a réuni pour ainsi dire tous les suffrages. L'objet de l'inoculation était de communiquer la petite vérole ; et on espérait par ce moyen rendre cette maladie moins funeste : (vaine espérance, illusion trompeuse.) mais celui de la vaccine est de la faire totalement disparaître. La vaccine est l'opération, et le vaccin est la matière que l'on insinue dans le corps poreux de la peau. Cette matière a été originairement tirée d'une pustule trouvée au pis d'une vache anglaise, ou écossaise. Cette découverte ayant été accueillie, l'enfant vacciné a fourni du vaccin pour tous les autres : ainsi se transmet cette matière, comme se transmettait le virus-variolique du temps de l'inoculation. On regarde comme avéré que la vaccine éteindra la petite vérole, tellement qu'on ne verra point cette maladie tant que la vaccine sera pratiquée. Nous sommes bien éloigné d'élever un doute à cet égard ; mais on ne doit pas croire que

11

la *cause* matérielle de la petite vérole ne
subsiste plus; car il faudrait qu'il n'y eût
plus de *cause* pour produire les maladies.
Or, s'il n'y avait plus de *cause* de maladie,
il s'ensuivrait qu'il n'y aurait plus de malades, puisque la *cause* de la petite vérole
est la même que celle qui est attachée à
l'existence de tous les êtres, et qui fait éprouver tout état de maladie. La petite vérole
étant une crise par son caractère, ayant la
même *cause* et le même objet que les crises
en général, on doit reconnaître que la classe
malade, affranchie de la petite vérole, au
moyen de la vaccine, ne gagnerait point
assez à cette découverte, si l'art ne venait
ultérieurement à son secours, puisque les malades vaccinés, comme ceux qui ne l'ont point
été, peuvent également perdre la vie, soit à
défaut, soit par l'insuffisance d'autres crises,
tellement protectrices de la vie, que l'existence leur est souvent redevable de sa durée
dans nombre de cas où la malignité de la putréfaction des humeurs n'est pas telle que
la Nature n'en puisse faire la crise ou l'é-
vacuation. Si un père est redevable à la
vaccine de ce que ses enfans n'auront pas
la petite vérole, qui les lui enlèveroit peut-
être, ce chef de famille doit être bien con-
tent de ce système préservatif; mais si ces
mêmes enfans, après ou sans avoir éprouvé

les différentes crises qu'on remarque, soit
par des dévoiemens, soit sous les différentes formes éruptives à la peau, ou bien
par quelque dépôt ou quelque fièvre éphé-
mères ou autrement, deviennent tellement malades, que la mort les enlève à la
tendresse paternelle, soit par inflammation, gangrène, pourritures des entrailles,
soit par l'effet de toutes autres lésions,
n'est-il pas incontestable que c'est dans
ce cas parce que la Nature n'a pu faire
crise des matières putréfiées qui ont causé
les ravages qu'on vient de citer? Et si,
après avoir, en temps utile, appelé l'art
au secours de ses enfans, ce bon père
les perd, ainsi que la fréquence de cet
événement lui en a inspiré la crainte,
n'est-il pas indubitable que leur mort résulte du défaut d'évacuation de ces matières? Il est constant que l'art, jusqu'à
présent, n'a point secondé la Nature par
une purgation analogue à ses besoins, par
rapport aux humeurs dépravées qui causent toutes maladies, et qui, à défaut de
possibilité de la part de la Nature de s'en
délivrer, causent la mort, qu'on peut nom-
mer justement mort prématurée à toute
époque où la cessation de la vie n'est
pas la conséquence de son assez longue
durée.

ROUGEOLE.

La rougeole commande les mêmes procédés que la petite vérole, dans les cas
qui font craindre pour la vie du malade,
et pour éviter les reliquats que cette maladie laisse souvent après elle. Cette maladie
est une autre crise ; mais elle n'est caractérisée que par des pustules séreuses. Il est
indispensable de bien évacuer les matières
grossières des cavités, et la *fluxion* qui
forme ces pustules, afin d'éviter tout accident. C'est la même conduite à tenir pour
la rougeole que contre la petite vérole,
proportion gardée, par rapport à la violence des symptômes, et à la nature des
humeurs des malades.

COQUELUCHE.

Les enfans sont plus sujets à s'enrhumer que beaucoup de grandes personnes,
lorsque, trop peu surveillés et sans expérience, ils s'exposent à des transitions du
chaud au froid, par des jeux ou exercices
qui n'ont souvent d'autre frein que l'extrême

lassitude. Telle est la principale cause occasionnelle de cette maladie ; mais l'embarras et l'encombrement des premières voies, par la plénitude humorale, méritent une toute autre attention, pour délivrer ces malades de la *cause* qui leur produit la toux, l'enrouement, le vomissement et autres symptômes qui en résultent. L'âcreté de leurs humeurs, bientôt corrompues, produit la *fluxion;* celle-ci ne tarde souvent point à prendre une marche variée par des absences et des retours périodiques ; dès-lors il s'établit des accès plus ou moins rapprochés, plus ou moins convulsifs, selon que la matière a acquis de malignité, et que les membranes de la poitrine et les organes de la respiration s'en trouvent affectés ; tel est le caractère de la coqueluche. Cette maladie termine souvent la vie des malades, après les avoir fait long-temps souffrir. Il est d'usage de s'arrêter à des adoucissans, et toujours des adoucissans ; s'ils calment la maladie, ils n'en évacuent point la *cause*, et c'est pour cela que ces malades restent toujours avec un principe de dégénération dans leurs humeurs, qui les conduit tôt ou tard à des effections de tous genres, et jusqu'à la mort. Si la coqueluche est attaquée dès son commencement, elle sera détruite en évacuant d'après l'article premier de l'abréviation, ou, au moins, d'après le deuxième ; si l'affection est chronique, on se conduira d'après le quatrième ; si les accès venaient, par leur violence, de nature à inquiéter, il faudrait agir d'après l'article 3. Quelque soit celui des articles que l'on suive, on ne peut négliger l'emploi du vomi-purgatif; il est indiqué dans ce cas, au moins alternativement avec le purgatif, et plus souvent encore, en raison de deux doses contre une de ce dernier évacuant.

CROUP.

Cette maladie, particulière aux enfans, sur laquelle on n'a pas peu disserté, est néanmoins encore l'écueil des traitemens qui ont été imaginés. Nous sommes d'accord avec ses observateurs sur l'existence d'une sorte de membrane, qui s'établit dans la trachée-artère, et sur celle d'une matière purulente, qui l'accompagne. Nous n'avons encore vu nulle part, que la cause formatrice de ces deux corps étrangers ait été expliquée; et on ne nous a point enseigné à éviter l'un plus que l'autre. Les traitemens, par les saignées, les vésicatoires, et les expectorans en géné-

ral sont-ils analogues avec la *cause* de cette
maladie ? Nous croyons pouvoir démontrer
qu'ils ne le sont pas. Si nous donnons des
renseignemens ultérieurs, ce ne sera point
sans avoir répété, dans ce cas, comme nous
l'avons fait dans beaucoup d'autres, que tel
est le précieux avantage d'avoir reconnu la
cause des maladies, ce centre d'unité de
toutes affections et souffrances, qu'avec ce
flambeau, on ne prend jamais une voie incertaine, et on se rend toujours un compte
exact des effets, par la cause qui les produit.
Le croup n'a point une cause différente de
celle de toutes les maladies du corps humain ; et les moyens curatifs ne peuvent différer non plus de ceux que la Nature indique,
et que l'expérience vérifie tous les jours.
Nous avons plus d'une fois démontré que
la corruption imprégnée aux humeurs leur
donne différentes natures ; nous avons aussi
établi ce que peut, à l'égard de nos maux, la
sérosité, aussi peu reconnue que la source
qui la produit. Nous avons expliqué la formation du pus, celle des glaires, de la matière des nodus, celle des graviers et de la
pierre par l'action de cette même *sérosité,*
l'agent de toutes condensations et concré-
tions qui ont lieu dans le corps humain.
Nous ne craindrons donc point d'avancer

que la membrane du croup, est l'œuvre de
la *sérosité* humorale, agissant sur une quantité de phlègme et de glaires, qui, à n'en pas
douter, croupissaient dans les premières
voies, dès long-temps auparavant la manifestation du croup proprement dit. C'est de
la masse de pus, préalablement formé par
la *fluxion*, avec ces deux genres d'humeurs,
que la membrane en question a pris naissance; la *sérosité* en est seule l'agent formateur, en cuisant avec la chaleur spéciale
dont elle est pourvue, une portion de cette
matière, jusqu'à une consistance membra-
neuse. Ce qui se fait dans ce cas, est comme
ce qui se passe dans plusieurs liquides, où
il y a aussi un agent formateur, ainsi que
l'effet qui en résulte le démontre, pour produire des corps coagulés et condensés, des
peaux, et même des membranes : tels sont
le vin, le vinaigre, la bière, le cidre, etc.,
où l'on trouve ces mêmes corps, établis par
la présence d'un agent qui réside en eux. La
cause prédisposante au croup vient de ce
qu'on ne se rend point raison de la *cause*
des maladies, et qu'on veut toujours guérir
sans le secours de la purgation, ce qui ne
peut être. Les enfans sont très-sujets à des
plénitudes, qu'on abandonne mal à propos
et trop souvent à la Nature; et ils n'ont point
la ressource de l'expectoration, quand ils

n'ont pas l'aptitude de cracher. Cet état peut être suivi de l'affection croupale, comme il la précède. Par suite de progrès, et comme conséquence du principe de cette maladie, viennent les signes d'altération dans la santé : c'est alors que, prévoyant, comme il faudrait l'être dans tous les cas d'indisposition, on devrait purger jusqu'à l'entière guérison du malade ; on en serait quitte pour suivre l'article 1er. de l'abréviation. C'est parce qu'on tient une conduite opposée, que la fièvre et les douleurs arrivent, que l'affection de la poitrine devient sensible, la respiration gênée, et que la voix change étonnement. Peut-être alors a-t-on déjà à se repentir de ne point avoir pris l'avance dès le premier temps de la maladie : il faut donc, sans perdre un moment, évacuer, d'après l'article 3, aussi activement que possible, avec le vomi-purgatif, au moins deux doses successivement, et le purgatif en troisième, sauf à réitérer de cette manière jusqu'à l'éloignement du danger, que l'on se conduit d'après l'article 2, ou l'article 4. Si la matière purulente n'a pas séjourné assez long-temps pour avoir pu endommager les viscères, et si la membrane n'a point encore acquis une consistance trop compacte ou indestructible, on sauvera la vie du malade.

RÉPUGNANCE ENFANTINE.

La pratique a fait reconnaître qu'il est d'autant plus utile de purger les enfans, dès qu'ils sont malades, pour les guérir prompte-ment, que si l'on tarde à le faire, la maladie, qui aura fait des progrès, ne sera plus dé-truite que par un nombre de doses plus grand que celui qui aurait suffi dès son prin-cipe, et qu'indépendamment des souffrances qu'on ne leur épargne pas, il peut arriver qu'ils périssent, parce qu'on né sera plus les maîtres de ces malades, auxquels il est souvent impossible de faire prendre les doses, surtout à ceux qui sont élevés avec le privilége d'imposer la loi à leurs père et mère, ainsi qu'on remarque plutôt la fai-blesse de ceux-ci envers leurs enfans, que la docilité dans ces derniers. Nous ne sommes pas parvenus à faire prendre à notre enfant, dont nous avons parlé à la page 97 et suivantes, un aussi grand nombre de doses que nous l'avons dit, sans avoir eu à lutter contre sa répugnance et sa mauvaise volonté. La première fois que cet enfant fit refus, c'était à l'âge de quatre ans et demi;

sans ajourner, nous nous saisîmes de notre
réfractaire ; et la bouche ouverte de force,
nous y versâmes la dose ; l'enfant la rejeta ;
une seconde dose par le même moyen, est répétée aussitôt ; la malice est au point que
l'on cache cette dose dans un côté de la
bouche, dans le dessein de nous faire accroire qu'elle avait été avalée, pour la rejeter plus tard, à notre insçu ; cette dose revient, et nous en répétons une troisième ;
pareil stratagême est employé ; notre volonté, intimée comme il convenait, fut
suivie d'une quatrième dose ; celle-là fut
prise avec résignation et docilité. Aux me-
naces et à la contrainte nous fîmes succéder
la récompense. Quelles furent les conséquences de cette victoire, à la suite du
combat de la raison, que les pères doivent
prêter à leurs enfans aussi jeunes, quand ils
les aiment tendrement, contre la volonté
sans raisonnement qui les dirige à cet âge
aussi tendre ? De ce moment, notre enfant
ne montra jamais la moindre hésitation, au
point qu'il nous suffisait de placer, le soir,
à côté de son lit, la dose du lendemain ; et
à notre lever, elle était déjà prise ! Ce triomphe ne s'est pas borné à quelques doses ; l'enfant en a pris avec la même facilité, en com-
prenant l'âge de l'adolescence avec celui de
l'enfance, plus de 600 ; et on n'exagère pas.

Cette observation renferme tout ce que l'on peut offrir de meilleur à ce sujet, parce que les faits parlent mieux que toutes ces données vagues qui ne reposent sur aucune expérience acquise. C'est en faisant comme nous avons fait nous-mêmes, que les pères et mères prouveront leur amour pour leurs enfans. Mais, disons-le en passant, sans trop tirer à conséquence, combien n'y en a-t-il pas auxquels il faudrait, pour eux-mêmes, appliquer la contrainte dont nous avons fait le récit ? Combien y a-t-il d'hommes qui n'ont pas même l'instinct de leur conservation ?....

MALADIES DE LA PEAU.

Les maladies de la peau se composent généralement de tous les cas où le sang jette par les pores une portion de la masse fluide des humeurs corrompues qui circulent avec lui ; cette évacuation marche évidemment après l'insensible transpiration, comme elle s'effectue par les mêmes voies. Mais la peau étant une espèce de crible très-serré, il ne peut transsuder par ses pores qu'une partie très-fine des matières fluides ; c'est pour cela que la transpiration

ou la sueur provoquées par les sudorifiques
que l'on emploie dans beaucoup de cas,
est insuffisante pour dissiper toute l'humeur
fluide qui circule avec le sang, et cause les
accidens pour raison desquels on use des
sudorifiques. Ces prétendus remèdes, indépendamment de leur insuffisance pour
une curation, causent des accidens assez
redoutables, lorsqu'ils ont fait porter à la
peau une matière qui n'est point susceptible
de s'évacuer par cette voie. Ils sont bien
insuffisans sans doute pour expulser les matières grossières qui séjournent dans les entrailles, et produisent la *sérosité*. Cette
fluxion, poussée au dehors par le sang,
s'épanche plus sûrement et plus fréquemment, dans les différentes glandes qui en
sont engorgées, qu'elle ne sort par la transpiration, ainsi que beaucoup de personnes
le croyent très-mal-à-propos. La sueur provoquée, soit par des moyens internes, soit
par des externes seulement, tels que dans
un lit avec force couvertures, rend toujours moins de service que quelques apparences de soulagement le font accroire
à tous ceux qui manquent d'expérience.
Incontestablement elle affaiblit, elle n'attaque point la source de la maladie, elle
en fait au contraire passer une partie avec
le sang; cette matière est la cause de la

faiblesse dont on vient de parler; c'est un procédé externe, c'est donc au moins un moyen insuffisant auquel on s'arrête, parce qu'une constante erreur l'a placé sous le couvert du préjugé. La peau éprouve donc ses maladies comme les autres parties du corps, sujètes à différentes affections; mais puisque tout vient de l'intérieur, aussi bien la source des maladies que le principe vital, il faut donc, pour détruire cette source, procéder à l'intérieur comme pour alimenter le principe de la vie, il faut le substanter par dedans. Par la raison qu'il est dangereux de provoquer la sueur à l'aide des moyens propres à l'accélérer, il ne faut pas pour cela s'opposer à la transpiration; se défendre de l'extrême, est chose qui marque la sagesse; il faut laisser la Nature agir librement par les voies excrétoires de la peau.

SUÉUR CONTINUE.

Si les cavités renferment une quantité de matières aqueuses, et si ces matières se portent à la peau, il en résulte une sueur abondante et continuelle. Souvent cette transpiration a une odeur qui atteste d'autant la corruption de la matière qui la produit ; quelque soit son caractère, elle est toujours d'une nature assez mauvaise pour qu'on ait raison de la redouter. Si cette matière vient à cesser de se porter à la peau, si elle se concentre dans quelque cavité, il en résulte l'hydropisie ou une autre maladie. Cette sueur étant toujours l'effet de la dépravation chronique des humeurs, il faut, pour la détruire, pratiquer l'évacuation d'après l'article 4 de l'abréviation, jusqu'à ce que sa source soit entièrement évacuée, et que le malade ait recouvré la santé.

GALE.

De toutes les maladies de la peau, la gale est la plus contagieuse ; elle peut se communiquer par l'attouchement de la personne, ou celui des linges et vêtemens qui lui ont servi. Cette maladie est causée par la corruption des humeurs fluides, au moyen du contact ; corruption qui s'est insinuée par les pores de la peau ; bientôt elle établit ses ramifications avec la masse entière des humeurs. On emploie ordinairement différentes pommades, que chacun compose à sa volonté, ou selon ses connaissances. La saignée et les boissons délayantes et appéritives sont les médicamens à l'intérieur. Cette manière de traiter n'est propre qu'à donner lieu plus tard à une maladie sérieuse, dont la cause alors dérive de ce qui n'était originairement qu'une incommodité légère et facile à détruire. La saignée fait évidemment rentrer dans les voies de la circulation la matière de la gale; et c'est parce que le sang en devient surchargé, et qu'il en fait dépôt, que dans la suite il en résulte des affections de différentes espèces, et même les plus graves. Pour détruire sûrement la gale, il faut, si elle est récente, purger pendant la première semaine du traitement, d'après l'article 1.er de l'abréviation; répéter de même la seconde, et ainsi la troisième, s'il en est encore besoin. Si la galle est compliquée avec quelqu'autre maladie ancienne, ou si, par elle-même, elle est chronique, on doit purger d'après l'article 4 de l'abréviation, jusqu'à guérison radicale. Comme on le voit, en ne traitant que cette affection, on peut en détruire plusieurs autres; tel est l'avantage d'une méthode qui a reconnu l'unité de *cause* des maladies. A l'appui de ee traitement, il est nécessaire d'une friction journalière, avec une pommade anti-psorique ou dessicative, sans odeur, s'il se peut.

DARTRES.

Les dartres se présentent sous différentes formes, comme elles sont de plusieurs espèces. Il y en a qu'on appelle farineuse; d'autres sont appelées vives, et il en est encore de corrosives ou rongeantes. Quelqu'en soit le caractère, elles commandent le même procédé que les autres maladies, parce que leur *cause* est également interne. C'est la *sérosité* que le sang porte à la peau qui fait éprouver les différens symptômes de cette affection. Le vice dartreux doit être évacué d'après article 4 de l'abréviation. Les dartres contagieuses s'acquièrent comme la gale, et se communiquent, comme elle, par l'action du contact; le même traitement, tant extérieurement qu'à l'intérieur, en opère la cure radicale.

TACHES SUR LA PEAU.

Beaucoup de personnes, les femmes particulièrement, sont exposées à avoir des taches sur la peau. Quel malheur! quand ces taches se fixent *au beau milieu* du visage, ou sur une belle figure!.... Cette affection suppose tellement une dépravation dans les humeurs, que, presque toujours, les taches sont des signes avant-coureurs de maladie, comme il est bien rare qu'elles existent sans que l'individu n'éprouve quelque incommodité. Le meilleur cosmétique, c'est la purgation, réitérée autant qu'il en est nécessaire, pour tarir la source des mauvais fluides qui gâtent la lymphe en la surchargeant, parce que le sang les porte à la peau. En se purgeant comme il convient, le sexe éprouvera un double avantage: la belle femme n'enlaidira point; celle qui est la moins favorisée sous le rapport de la beauté, sera plus ragoutante avec ses couleurs naturelles qu'avec un coloris artificiel; et toutes deux travailleront au rétablissement de leur santé, comme à la conservation de leur existence. Nous ne prétendons pas proscrire la parfumerie; nous désirons, au contraire, que l'agréable et l'utile soient mieux unis que jamais ils ne l'ont été.

ÉRÉSIPELE.

L'éruption érésipélateuse a, ainsi que

toutes les autres maladies, la plénitude
humorale pour cause efficiente ; le sang la
porte du centre à la circonférence, pour
en alléger les viscères. Ce serait une erreur de croire qu'il fallut laisser au corps
malade la charge ou le soin de se délivrer de la *fluxion* humorale qui caractérise cette affection, auparavant de pratiquer la purgation ; il faut au contraire,
dès l'apparition de la maladie, user du
purgatif, au moins d'après l'article 2, car
l'article 3 est souvent indiqué, et ne peut
être préjudiciable, au commencement du
traitement. Le vomi-purgatif est toujours
nécessaire, quand il est reclamé par la
plénitude des premières voies. On ne peut
trop s'empresser d'évacuer la *cause* de l'é-
résipèle, pour prévenir les suites fâcheuses, telles que la gangrène et même la
mort, qui arrivent souvent, parce qu'on
a préféré aux moyens curatifs la saignée,
les sangsues, les différentes fomentations,
les adoucissans et autres palliatifs ou procédés nuisibles.

MALADIE VÉNÉRIENNE.

De toutes les maladies qui affligent l'espèce humaine, les plus importantes à détruire sont les contagieuses et virulentes en général. Les autres maladies n'attaquent que l'individu; mais celles qui tirent leur origine de l'acte vénérien, font encore beaucoup craindre pour l'espèce entière. La maladie vénérienne, quels qu'en soient les symptômes ou le caractère, est causée, comme toutes les autres maladies, par la corruption des humeurs. La dépravation de ces matières, de quelque cause corruptrice qu'elle provienne, venant à se répandre dans les parties sexuelles et les viscères de la génération, ainsi qu'en sont imprégnés ceux de la femme affectée d'écoulement d'une nature maligne, peut y faire naître le virus vénérien, surtout par la récidive multipliée de la cohabitation des deux sexes, ainsi qu'elle peut avoir plus particulièrement lieu entre un couple pour qui l'accomplissement du désir actuel produit moins un assouvissement qu'un nouveau désir de conjonction. A cette occasion, nous ferons remarquer que la chaleur étrangère, qui s'établit dans les sujets malades, ou dont les humeurs ne sont pas saines, peut se porter dans les organes de la génération, au point de les exciter à la copulation, beaucoup au-delà des facultés naturelles. Le premier qui a communiqué cette maladie où l'avait-il prise, si ce n'a pas été à la source que nous venons d'indiquer ? Cette maladie se communique de plusieurs manières différentes. En aspirant l'exhalaison qui émane d'une personne qui en est fortement infectée, on peut l'acquérir, et moins douteusement, si ses humeurs sont putréfiées. Le contact ou l'attouchement peut vicier les humeurs par les pores, notamment si la partie qui touche est délicate, si les pores en sont ouverts, ou si elle est en transpiration, si elle est affectée d'une blessure, ou d'une ouverture ou excoriation quelconques à la peau. L'action du coït est la manière la plus générale, la plus commune et la plus sûre pour contracter cette maladie, avec les symptômes qui en accusent la partie instrumentale ; mais, disons encore, puisque la preuve nous en est acquise, qu'une simple tentative de coït, une approche d'inadvertance, sans contact sensible, équivalent quelquefois au coït consommé. Ce qu'on nomme virus est une *sérosité* tellement subtile, qu'elle pénètre par l'attouchement le plus léger, comme par la voie de la respiration ; elle est si acrimonieuse, qu'elle fait ressentir les plus vives douleurs, ainsi qu'elle cause les différentes affections résultantes de la contagion vénérienne ; aux uns, l'écoulement, l'irritation, l'inflammation ; aux autres, des ulcères, des

excroissances, des engorgemens, des dépôts, etc.... La malignité des signes caractéristiques se compose de la malignité du
virus communiqué; mais elle dépend beaucoup aussi de l'état de dépravation, ou de
disposition à la corruption, dans lequel sont
les humeurs de l'individu, au moment où il
prend la maladie. Ceux qui ne jouissaient auparavant que d'une faible santé, ou qui sont
affligés de quelque infirmité, sont les plus
exposés, ou les plus difficiles à guérir; ils
ont le plus grand besoin d'un traitement qui
soit non-seulement propre à les guérir de la
maladie vénérienne, mais encore qu'il les
délivre en même temps de la *cause* de leurs
autres incommodités. Si la maladie vénérienne, provenant de l'action du coït, n'a-
vait point pour *cause* la corruption des humeurs fluides, corruption qui s'opère dans
la suite par le virus ainsi communiqué, ce
serait donc à ce même virus que seraient
dûs les douleurs, et tous les accidens qui
ont lieu. Si cela était; il les ferait ressentir,
comme corps étranger, aussitôt qu'il serait
introduit, et même en s'introduisant dans
les parties sexuelles; dans ce cas, et incontestablement, il causerait de la douleur, au
moment qu'il s'insinue dans toutes les voies
qui le reçoivent, ou par où il pénètre. Or,
on sait, au contraire, qu'il s'écoule plusieurs

jours, et même plusieurs semaines, entre l'action du coït et l'apparition du premier symptôme, ou de la première douleur, ce qui ne laisse aucun doute qu'il faut le temps nécessaire pour que le virus communiqué corrompe les humeurs, et prouve qu'il en faut un semblable pour que la *sérosité*, qui devient virus dans la personne qui a acquis la maladie, et qui en produit les symptômes caractéristiques, se forme de la corruption, avec l'homogénéité du levain qui a été transmis. Auparavant de parler des moyens curatifs, observons ceux qui sont employés selon la méthode ordinaire. Les traitemens de cette maladie sont considérés comme palliatifs et comme curatifs; analysons-les pour en examiner les résultats. On a reconnu que c'était *blanchir*, ou pallier la maladie, en la traitant avec les saignées, les tisanes diurétiques, les bains et quelque astringent, pour arrêter l'écoulement. Ce traitement, propre au plus à diminuer l'acrimonie du virus, a été abandonné comme insuffisant. On est passé ensuite à celui des sudorifiques, dans l'espérance qu'ils chasseraient le virus par la transpiration. On a dû remarquer qu'il est plus certain qu'ils le font filtrer dans le tissu des chairs, ainsi qu'ils peuvent le faire porter à la peau et dans les os, où il cause des exos-

toses, des éruptions, des engorgemens et des dépôts, bubons, etc. Enfin, on en est venu à ce qu'on appelle encore aujourd'hui le *grand remède*, et on croit avoir trouvé le moyen curatif. Ce moyen consiste, comme on le sait, à frictionner le malade avec du mercure cru, ou vif-argent, incorporé dans de la graisse. On commence par l'une des extrémités inférieures, et on continue sur les différentes parties du corps, jusqu'à ce que le malade salive, ou bave en abondance, que ses dents s'ébranlent, et qu'il soit tombé dans une rigoureuse torture. S'il ne succombe point, *on l'assure qu'il est bien guéri ;* il le croit facilement, par la seule raison qu'il a passé au *grand remède.* La foi lui fait croire qu'il est sauvé ; mais que lui reste-t-il de moins que le temps d'acquérir la certitude du contraire ?......
C'est aux antagonistes des frictions, à ce qu'il paraît, que l'on doit l'usage interne du mercure différemment dulcifié. Les pilulles de Belloste, les dragées de Kesert, les différens bols, et les poudres que chaque praticien amalgame selon ses connaissances, ou ses vues, ont pour base le sublimé doux, ou la panacée mercurielle. Peut-être, ces prétendus remèdes causent-ils un peu moins d'accidens que le mercure en friction ; néanmoins ils provoquent la salivation,

ébranlent les dents, et les font quelquefois tomber ; ils causent également des maux
de tête, d'estomac, et divers accidens, qui
ne permettent pas de douter que le mercure, de quelque manière qu'il soit préparé
et amalgamé, n'est pas plus l'ami de l'existence humaine, ni plus curatif, ni moins
un poison, que quand il est cru et administré en frictions. D'après les remarques
des *metteurs en principes*, ces moyens,
selon leur expression, ne *brident* pas le virus comme le mercure en friction, auquel
ils restent attachés. Leurs adversaires, en
s'enhardissant, ont passé du sublimé doux
au sublimé corrosif, et n'ont pas craint de
faire entrer dans le corps humain un caustique tel que la chirurgie l'emploie pour
consumer et faire tomber les chairs spon-
gieuses des ulcères. On l'a d'abord administré avec du lait, ou avec expresse injonc-
tion d'en boire après l'avoir avalé, pour servir de contre-poison : ensuite on en a composé des liqueurs, telle que celle du baron
de *Wan-Swieten*, auquel, selon la tradi-
tion, on doit l'usage interne du plus violent
de tous les poisons chimiques. Quelques
grains de sublimé dans une pinte d'eau dé-
guisée font un spécifique, que l'on peut
appeler *liqueur végétale*, car il faut un
nom ; dans un sirop, ce sera le *sirop anti-*

12

vénérien; avec le suc dépuré de quelque plante, on aura un rob anti-syphilitique. C'est une erreur de croire que le mercure ou ses préparations aient les propriétés requises pour guérir les vénériens. Les humeurs viciées par le virus ne peuvent être moins corrompues, ni moins chaleureuses, après qu'elles ont été amalgamées avec des mercuriels, et même si l'on veut, avec un tout autre absorbant qui n'en aurait pas les qualités nuisibles. Bien certainement les ravages que ces matières ainsi gâtées peuvent produire, sont encore augmentés par ces préparations, insuffisantes sans doute, mais dangereuses par leur nature caustique ou corrosive, ou au moins très-acrimonieuses, ainsi que tant d'occasions se présentent pour le faire reconnaître. Le mercure cru est un minéral extrêmement froid; c'est le plus grand ennemi de la chaleur naturelle; par conséquent, il est très-dangereux sous ce seul rapport. Insinué par les pores, il pénètre dans la circulation; il peut appaiser par sa froideur la chaleur brûlante du virus, mais il ne l'évacue point; de là son insuffisance. Susceptible de se réunir dans les vaisseaux, comme il s'est subdivisé pour y entrer, ne peut-il point, par sa réunion en globules, plus ou moins gros, arrêter tout-à-coup la circulation du sang, et faire périr subitement ? Sa froideur, comme ennemie de la chaleur naturelle, favorise encore cet événement, qui a plus d'exemples qu'on ne se l'imagine. Si d'ailleurs il se sublime dans les vaisseaux, ne peut-il pas en résulter une âcreté capable de les comprimer, et d'arrêter pareillement le cours des fluides ? Si on ne redoute pas ces événemens autant qu'on le devrait, c'est probablement parce que l'accident peut n'avoir lieu que plusieurs mois, et même plusieurs années après le traitement, et qu'on lui attribue quand il arrive, une toute autre cause que sa véritable. Les différentes préparations du mercure, ont, sans le contester à leurs auteurs, la vertu qu'ils désirent ; elles arrêtent aussi bien que les frictions, l'écoulement des gonorrhées, la suppuration des chancres et des ulcères ; elles font également disparaître les bubons, poireaux et les éruptions ; enfin, elles guérissent assez généralement les maladies vénériennes. Mais c'est comme le fait le mercure, en émoussant ce qu'on nomme l'acide vénérien, ou l'acrimonie de la *sérosité virulente*, que ces compositions permettent à cette même *fluxion*, qui cause les différens symptômes de la maladie, de rentrer dans la circulation. Voilà l'effet qui résulte de

ces traitemens, et qui fait croire que les
malades sont guéris. Ils ne sont cependant
qu'empoisonnés, et la plupart jusqu'aux os ;
il s'en trouve beaucoup qui en ont bientôt
acquis la preuve par les douleurs qu'ils ressentent peu de temps après leur prétendue
guérison ; souvent ces douleurs sont si aiguës, que plusieurs souffrent horrible-
ment ; d'autres deviennent perclus, et le
plus grand nombre reste avec des infirmités
de toutes espèces, telles que délabrement
d'estomac, nullité de digestion, vieux écoulemens, continuels ou périodiques, et plus
ou moins contagieux; de plus, lischurie,
la strangurie, la dysurie, qui conduisent
dans la suite aux affections les plus graves
des voies urinaires ; enfin, tous autres reliquats et affections qui, s'ils étaient justement appréciés par les malades, les éloigne-
raient du mariage. Notre pratique journalière nous fait voir un grand nombre de victimes de ces traitemens, et nous fortifie
dans l'opinion où nous sommes que la cause
de tous les accidens remarqués, dérive autant de l'action mordicante des poisons
transformés en remèdes, que du virus lui-
même. Point de doute qu'après le traitement et la prétendue guérison, le malade a
dans le corps le remède et le mal ensemble; il est certain que son sang se trouve

surchargé de la corruption et du médicament mercuriel, qui de concert, le gênent
dans son mouvement, ainsi qu'ils menacent
de l'arrêter. On remarque très-souvent que
le sang, comme s'il *voulait* conserver encore pendant quelque temps la vie au malade, rassemble ces corps étrangers, et les
dépose dans quelque cavité pour s'en décharger; mais il est rare alors que le malade ne
succombe point promptement, si le sang
choisit la poitrine, car le mercure et le virus
réunis, ont bientôt ulcéré ou gangrené les
viscères et causé la mort. La maladie
vénérienne n'admet pas plus le poison
qu'une autre ; il n'y a qu'une manière pour
la détruire sûrement, c'est la purgation,
parce que sa *cause*, comme celle de toutes
les autres maladies, se reporte au point
d'unité de la Nature. Les purgatifs dont il
est question, n'exceptent point, dans leur
manière d'opérer, dont il est parlé à la page
85, les viscères de la génération ; ils par-
courent les glandes prostates et les vési-
cules séminales, ainsi que toutes les parties
sexuelles ; ils nettoyent et purifient tout,
en dissoudant les matières épanchées, les
raréfiant et rappelant dans le canal intestinal par les émonctoires ordinaires, à l'effet
d'en opérer l'expulsion par les voies naturelles des excrétions. Ce moyen guérit si

sûrement, qu'il remet les malades dans leur état primitif, tellement qu'aucun reliquat ne peut influer à l'avenir, ni sur leur constitution individuelle, ni sur celle de la personne qui cohabite par la suite avec eux, ni par conséquent sur leurs enfans.

Quels que soient les symptômes de la maladie vénérienne, c'est d'après l'article 4 de l'abréviation que l'évacuation du virus doit être pratiquée, sauf l'application de l'article 3, si des accidens le réclament. Le vomi-purgatif y est nécessaire dans les cas de plénitude d'estomac qui empêcherait les purgatifs de passer. Il est indispensable, et il faut en user souvent, lorsque quelque symptôme de la maladie se manifeste à une partie dépendante de la circonscription des premières voies. Plus les doses se suivent de près, plus la guérison est promptement opérée. Le régime étant fort simple, et le même que celui dont il est parlé page 324, le malade n'a qu'à s'abstenir, dans ses occupations habituelles, d'un excès de travail, et dans sa nourriture, de tout extraordinaire, de même que des boissons spiritueuses en général, dont il ne se prive cependant point, moyennant qu'il les corrige, et qu'il en use modérément.

Parmi les procédés externes, plusieurs sont dangereux; les injections et autre in-

troduction dans l'urètre, ne peuvent qu'irriter et exciter l'inflammation, ou donner lieu
à des accidens d'autre nature dans ce canal.
Il suffit de se bien pénétrer qu'on ne peut
guérir autrement qu'en médicamentant par-
dedans, ou par la purgation, pour s'abstenir
de tous moyens nuisibles ou sans utilité.
S'il existe des plaies, des dépôts, des excroissances, etc, il faut les traiter chirur-
giquement ; mais il faut toujours penser à
la source qui les produit, et ne jamais oublier son entière destruction.

Il est bon que le malade sache résister
aux insinuations dangereuses. Il est ordinairement plus aisé de pallier, blanchir et empoisonner que de guérir ; et quand surtout
on reçoit l'offre d'un moyen souverain pour
détruire cette maladie en quinze ou vingt
jours, et avec un traitement si commode
qu'on peut le pratiquer à l'insçu même des
plus clairvoyans, sans se déranger de ses
occupations, en voyageant, si l'on veut,
par terre, par mer, courant la poste et
autres avantages inappréciables, il est fort
difficile à beaucoup de malades de ne point
oublier la *cause* de la maladie et la purgation ; on ne se purge pas trente à quarante
fois, et même davantage, comme on avale
une pilule, ou que l'on boit un verre de tisane. Il y a beaucoup de gens qui s'en

tiennent au plus facile, et qui courent au plus pressé, sans réfléchir au malheur qui peut les attendre dans l'avenir.

VIRUS EN GÉNÉRAL.

Sous ce titre générique, nous comprenons tous les produits de la dépravation des humeurs auxquels on est redevable des maladies aiguës, contagieuses, pestillentielles, où tous accidens graves qui fondroient les malades, malgré les doctrines les plus sublimes et les théories les mieux appuyées en apparence sur des lumières certaines. On reconnaît, par l'observation, qu'il n'est sorte de substance, ou nature de substance, que les humeurs ne puissent produire par la corruption. Plus ces matières sont gâtées ou pourries, plus la *sérosité* qui en émane peut produire de ces choses nouvelles et rares que l'on appelle des phénomènes. Les curieux qui cultivent les sciences, les recueillent avec empressement; mais, trop amateurs de phénomènes et du superficiel en général, le fond n'en est que plus sûrement négligé, et tout est ordinairement en pure perte pour l'utilité réelle ou la guérison des malades : si on y regarde de près, on verra que nous ne nous trompons point. De quelque virus ou nature de *sérosité* qu'un malade se trouve infecté, il faut si l'on préfère une guérison radicale, sans retour ni reliquat, à une palliation que peuvent seulement opérer les différens traitemens basés sur le superficiel de la *cause*, et sur ces compositions pharmaceutiques, fruits d'analyses chimiques, plus curieuses pour les savans que salutaires aux malades; il faut, nous disons, pratiquer l'évacuation de ces matières, qui ne produisent de virus ou de *sérosité virulente*, que parce qu'elles sont corrompues. C'est la seule chose qui mérite attention, ainsi qu'elle reclame des connaissances pratiques analogues à cette opération, d'autant plus que la corruption, qui déroute toutes les combinaisons de la chimie, ne peut être arrêtée dans ses progrès et ses effets qu'autant que la partie saine, ou la moins corruptible, en est délivrée par l'expulsion ou la purgation. Les purgatifs dont nous avons parlé, subtilisent tous les virus, et en délivrent sûrement les malades qui y ont recours à l'époque où ces ennemis de la santé et de la vie sont encore évacuables, car ils ne peuvent l'être toujours; tout doute à cet égard ne pourrait rien contre les faits avérés.

de notre pratique. Nous ne contestons point
la possibilité d'analyser, par les secours
de la chimie, la substance des corps isolés ou qui appartiennent à eux-mêmes, ni
celle de changer la nature de ces corps,
par l'adjonction d'un autre corps également isolé; mais l'analyse, par la même
science, des matières qui causent les maux
qui affligent l'humanité, est impossible,
par rapport à la condition de leur nature.
Ces matières sont des corps non isolés; ces
corps appartiennent à la corruption, dont
la marche progressive en change la nature en l'aggravant, et s'oppose ainsi à
toute combinaison analytique, par cela
seul qu'il n'y a ni isolement, ni stabilité
dans ces corps. C'est par cette raison que
toute tentative ultérieure aura le sort de
celles qui l'ont précédée, et que si quelque
soulagement peut résulter de l'emploi de
ses produits, ce sera toujours comme par
le passé, au détriment de la santé et de
la vie des malades. Nous le répétons, on
ne peut guérir que par la soustraction opérée de la partie corrompue d'avec la partie qui ne l'est pas, pour la préserver du
même sort, et la vie n'est plus sûrement
prolongée, dans les cas d'impossibilité de
guérison radicale, qu'en évacuant assez de
la *cause* qui peut l'abréger.

ABRÉVIATION

DE CETTE MÉTHODE.

En résumant cette méthode, nous nous sommes proposé le plus grand but d'utilité pour les malades, ayant toujours pour objet principal de les porter à évacuer la *cause*, pour, par une conséquence nécessaire, anéantir les effets. D'un seul coup-d'œil le malade, d'après les indications données pour chaque état ou période de maladie, et selon le degré de ses souffrances, pourra reconnaître ce qu'il a à faire pour diriger la marche, l'ordre et la gradation des évacuations, à l'effet de débarrasser son corps des matières qui causent les diverses maladies, La plupart des malades sont habitués à un langage si différent du nôtre, qu'il pourra leur paraître tout extraordinaire; mais ils voudront bien se convaincre que des résultats nombreux et avérés sont en médecine, comme en toute autre chose, préférables à des théories abstraites, et qui n'ont pris naissance que dans le champ des conjectures ou des suppositions.

Pour sentir que cette méthode est aussi sûre dans son principe qu'elle est facile dans son exécution, ne suffit-il pas de se rappeller que, quels que soient le genre et l'espèce de nos maladies, c'est toujours notre individu qui souffre, et notre vie qui est plus ou moins menacée? Toutes les maladies, aussi bien celles dont le nom ne figure point dans cette méthode, que celles qu'on y a dénommées, ont la même cause matérielle, ou la même source interne; elles se réduisent donc de fait en une seule maladie, puisque toutes les affections ne sont autre chose qu'une situation opposée à l'état de santé; c'est donc toujours notre corps qu'il faut guérir.

Pour rendre cette opération plus facile, et la mettre à la portée de tout individu doué d'une intelligence commune et ordinaire, nous divisons le corps humain en deux parties, en premières voies, et en voies basses; et nous divisons aussi les évacuans en *vomi-purgatif*, et en *purgatif*. Cette partition est nécessaire à l'effet d'attaquer la *cause* de la douleur, soit qu'elle réside dans les parties ou voies supérieures, soit qu'elle soit fixée dans les parties inférieures ou voies basses.

Les *premières voies*, ou parties supé-

rieures, commencent à la base de l'estomac, parce que ce ventricule est susceptible d'évacuer par son orifice supérieur ;
en remontant, elles comprennent toute la
poitrine, ensuite le cou, la gorge ou le
gosier, la tête, la face, la bouche, les
dents, le nez, les yeux, les oreilles, les
glandes de cette partie ; et elles s'étendent
aux bras, aux mains, jusqu'au bout des
doigts.

Les *voies basses*, ou parties inférieures,
se composent par conséquent de toutes
les parties qui ne sont point comprises dans
la circonscription des premières voies, c'est-
à-dire, depuis la base de l'estomac, en des-
cendant jusqu'au bout des orteils.

Le vomi-purgatif purge par haut et par
bas. Il est spécial contre les affections des
parties supérieures. A la faculté de vider l'estomac, il réunit celle de débarrasser la poitrine et tous les viscères contenus dans cette
cavité. Il attire donc à lui la *sérosité* qui,
étant fixée, fait souffrir dans quelques
parties que ce soit des premières voies. Il
divise cette *fluxion* rassemblée, l'ébranle
et la déplace ; s'il ne l'expulse pas entièrement de ses propres effets, il en rend au
moins l'évacuation plus facile au purgatif,

dont l'usage doit suivre comme il va être dit.

Le purgatif expulse seulement par le bas. Il doit être tel, qu'il puisse faire sortir de toutes les parties du corps la totalité de la masse des humeurs corrompues, ainsi qu'il est plus longuement expliqué à la page 85.

En conséquence de cette division, tant du corps humain que des évacuans, on doit se conduire de la manière suivante à l'égard des deux siéges généraux de la maladie.

Si la maladie ou la douleur sont ressenties à l'intérieur de quelqu'une des parties dépendantes de la circonscription des premières voies, il faut commencer le traitement par une dose de vomi-purgatif; ensuite, d'après l'ordre du traitement qui est tracé dans celui des quatre articles ci-après, qu'on a reconnu applicable, administrer une dose de purgatif. Tant que dure la maladie dans les premières voies, le vomi-purgatif et le purgatif sont nécessaires alternativement, c'est-à-dire, l'un après l'autre et dans l'ordre dont il vient d'être parlé. Si cette maladie, ou la douleur sont dangereuses et rebelles, et en supposant que le traitement soit conduit d'après l'article 3,

dans cette circonstance, il est préférable d'u-
ser de deux doses de vomi-purgatif contre
une de purgatif, malgré que le vomi-purgatif
ne produise point d'évacuation par les voies
basses. Contre cette même affection des
premières voies, mais moins active, et
dont le traitement ne marche point d'après
l'article 3, le vomi-purgatif à raison de deux
doses contre une dose de purgatif, est encore plus particulièrement recommandé,
si, après avoir fait vomir, il évacue abondamment par le bas, parce que, dans ce
cas, il fait les fonctions du purgatif. Autrement, et dans le cas de besoin d'un grand
vide, par les voies basses, on doit préférer
le purgatif après une seule dose du premier évacuant.

Si, au contraire, aucune des parties des
premières voies n'est affectée de la maladie
qui se présente à traiter, l'estomac n'an-
nonçant par conséquent point de plénitude
capable de repousser la dose purgative, le
traitement est commencé et suivi avec le
purgatif seul; mais il peut arriver que la
maladie que l'on aura cru pouvoir détruire sans vomi-purgatif, réclame quelquefois, dans le cours du traitement, l'usage
de cet évacuant. Voici les cas les plus
ordinaires où cette observation est appli-

cable ; c'est lorsque les matières collées à
la partie supérieure de l'estomac, se trouvent ébranlées par celles qui ont été évacuées et qui leur servaient de soutien ; alors
elles s'opposent, en se détachant, au passage du purgatif, et provoquent le vomissement, au lieu de suivre avec lui dans
les intestins. Cette observation s'applique
encore au cas où la *fluxion*, changée de
place, vient accidentellement se rassembler
dans les premières voies, ou sur quelque
partie qui en dépend, et y cause une douleur plus ou moins vive. Ces cas, ou l'un
d'eux, exigent que l'on se conduise comme
il est dit au sujet des affections des premières voies, c'est-à-dire, qu'il faut recourir à une dose de vomi-purgatif, et suivre
ensuite le traitement avec le purgatif, jusqu'à ce que le besoin du premier soit indiqué de nouveau.

Il est à observer que beaucoup d'individus peuvent être guéris de maladies ou
douleurs dans les premières voies, sans user
du vomi-purgatif. Le purgatif suffit souvent, et particulièrement lorsque la maladie est combattue dès son commencement.
Au surplus, comme il serait à désirer que
l'on pût détruire toutes les maladies sans
provoquer le vomissement, et que d'ailleurs
il y a des personnes qui le redoutent,

quoique à tort, on peut tenter la guérison sans vomi-purgatif, toutes les fois que le besoin de cet évacuant n'est pas sensiblement annoncé, vu que l'on peut toujours en faire usage après qu'on a reconnu qu'on ne peut s'en passer. On ne le peut dans les affections anciennes, résultantes de dépravation chronique; dans ces cas il faut attaquer sérieusement la source des humeurs, et c'est dans l'estomac qu'elle repose, aussi bien que celle du moteur de la vie, qu'il faut protéger et défendre.

TABLEAU DE LA SANTÉ.

Il se compose de l'absence de toute douleur, souffrance ou affection, en quelle partie du corps que ce soit, et de l'exercice libre et régulier des fonctions naturelles, mais de toutes ces fonctions, sans en excepter aucune; elles consistent en :

Un bon appétit;

Une facile digestion;

Des évacuations libres sans dévoiement ni constipation, une fois au moins par vingt-quatre heures, et sans qu'elles fassent ressentir de chaleur ou âcreté à l'anus;

La libre sortie de l'urine, sans acrimonie, et sans qu'elle dépose aucun sédiment rouge ou briqueté, qui est un signe de douleur présente ou à venir;

Un sommeil paisible, sans agitation, ni trop long, ni trop court, relativement aux différens âges, et sans rêves fatigans;

Point de goût de bile, ni autre mauvais goût dans la bouche, ni renvois ou rapports désagréables venans des cavités; la langue nette;

Nulle acrimonie, démangeaison, taches, boutons à la peau;

Point d'hémorroïdes;

Point de chaleur brûlante sur ou dans aucune partie du corps;

Point de soif extraordinaire, sans exercice ou travail échauffans, ou autre cause connue;

Uniformité de teint du visage, sinon exacte, au moins sans une variation de couleurs que la santé n'avoue pas;

Jamais, chez la femme, de ces écoulemens connus sous le nom de fleurs-blanches; point d'interception dans ses menstrues, ni souffrance aux époques de leur retour périodique.

Si nous sommes soigneux de notre santé,

nous devons consulter souvent ce tableau ; et si nous voulons défendre notre existence contre les maladies, il faut nous purger jusqu'à ce que nous soyons revenus dans un état conforme à ce même tableau.

COULEURS DES HUMEURS.

Les humeurs, en se corrompant, prennent la couleur naturelle à leur dégénération, comme elles acquièrent en se dépravant, la chaleur brûlante ou corrosive, dont il est parlé à la page 5, et la mauvaise odeur qu'on leur trouve dans les différens états ou périodes de la maladie, par rapport à leur nature expliquée à la page 4. La bile en est la partie colorante ; sa couleur naturelle, dans l'état de santé, est un jaune clair. Au premier degré de corruption, les humeurs présentent une couleur jaune foncé, tirant sur le vert ; au second degré, elles sont verdâtres, ou vert foncé ; au troisième, elles sont vert brunâtre ; au quatrième, elles sont brunes ou noirâtres ; et au cinquième, elles sont entièrement noires. Si les deux premiers degrés ne montrent point de danger, il n'en est pas de même des autres, et le dernier est redoutable : c'est la couleur de la putridité ou de la putréfaction. Presque toujours ces couleurs sortent mêlangées du corps malade qui les évacue. Quand les malades rendent les couleurs des derniers degrés, où que les matières sont très-chaleureuses, ainsi qu'elles se démontrent par une soif ardente, par la chaleur brûlante du corps, par la violence de la douleur, par les cuissons qu'elles font ressentir à l'anus en sortant, ou quand l'urine est également brûlante, rouge ou enflammée, ou lorsqu'un ulcère existant s'agrandit par l'effet de la corrosion de la *sérosité*, ou quand les malades évacuent une púanteur à incommoder gravement les assistans ; enfin, quand les symptômes de la maladie sont allarmans, il n'est pas permis alors de suspendre le cours de la purgation ; il n'y a point de relâche à donner, à peine de la vie ; il faut, au contraire, activer les évacuations, et suivre rigoureusement l'article 3 de cette abréviation. Ce n'est qu'après que les malades sont sortis du danger, et lorsque leurs matières présentent un aspect tout différent, qu'on peut relâcher momentanément, comme il est enseïgné dans l'ordre du traitement. Dans les cas moins graves que ceux dont on vient de parler, il est toujours prudent, quelque soit celui des articles de l'abréviation que l'on suive, de ne point trop rallentir les évacuations, tant que les matières ne se rapprochent point, ou très-peu, de leur état naturel, car on peut craindre des rechûtes ou des redoublemens.

Tel est le guide qu'il faut suivre dans le traitement par la purgation; il ne peut tromper; il est infaillible, puisque c'est par les matières évacuées que l'on préjuge la nature de celles qui restent encore à expulser.

ORDRE DU TRAITEMENT

OU

Des évacuations qu'il faut provoquer dans tout état de maladie, souffrance, douleur ou danger, et conformément aux remarques qui viennent d'être faites, comme aux indications qui se présentent au commencement d'un traitement, ou qui peuvent intervenir durant son cours.

ARTICLE PREMIER.

On comprend dans cet article tous les êtres qui, jouissant de la santé, ainsi qu'elle est caractérisée au tableau qui précède, la perdent tout-à-coup. Ils ne faut pas qu'ils se disent récemment malades ceux qui sont nés avec une mauvaise constitution, ou qui sont valétudinaires. Il n'est pas rare de trouver des malades qui prennent pour une maladie récente, ce qui n'est véritablement qu'une rechûte ou une continuité de leur maladie primitive, faute d'en avoir été radicalement guéris. Ces malades sont dans le cas de l'article 4.

On doit particulièrement s'observer de près, ou consulter souvent le tableau de la santé, s'il règne des maladies contagieuses, épidémiques ou autres; ou si l'on se trouve dans une position qui fasse redouter l'influence des causes corruptrices ou occasionnelles des maladies, dont il est parlé aux pages 7 et suivantes.

Dès que la santé n'est plus conforme à son tableau, les humeurs sont corrompues, au moins superficielement; car si on ne souffre pas aussitôt qu'elles sont dégénérées, il est incontestable que quand on est incommodé, ces matières sont plus ou moins gâtées. Alors quelques doses évacuantes, prises ou répétées pendant quelques jours de suite, jusqu'à guérison, coupent pied à la *cause*, en expulsant ce qui produit la maladie, et on en évite par ce moyen une plus grave, en se remettant promptement dans l'état conforme au tableau de la santé.

Nous comprendrons dans cet article cette plénitude humorale que beaucoup de personnes qui en sont affectées, désignent par le nom de *pituite*, et leur cause, le matin à leur lever, une expectoration plus ou moins laborieuse. Il est rare que cette incommodité n'ait pas des suites funestes; on les éviterait sûrement en évacuant d'après le présent article.

ARTICLE 2.

La maladie est plus grave que dans le cas de l'article premier, si les humeurs viennent tout-à-coup à être corrompues au-delà leur superficie; si ces matières ont un dégré de putréfaction, soit parce que les causes corruptrices ont exercé une plus forte influence que celle qui détermine l'emploi de l'article premier, soit parce qu'on a négligé d'évacuer les humeurs dès que l'on était dans le cas de ce même article; alors la douleur est plus forte, et il peut y avoir du danger; la maladie est grave enfin, tant à cause de la malignité de la corruption, que par rapport à la sensibilité des parties qui se trouvent affectées, soit par inflammation, douleur violente, soit par engorgement, dépôt ou autrement. Il est nécessaire de provoquer un plus grand nombre d'évacuations que précédemment ; mais il y a peu de maladies récentes et du nombre de celles qui sont classées dans cet article 2, qui ne soient détruites en huit ou dix jours de traitement. Pour cet effet, il est de rigueur que les malades prennent une dose évacuante tous les jours, ou dans l'espace de vingt-quatre heures, jusqu'à ce qu'ils soient soulagés, c'est-à-dire, que leur plus grande souffrance soit beaucoup affaiblie, qu'ils ayent recouvré de l'appétit, du sommeil, que leur altération soit modérée, ou qu'ils n'épiouvent que peu de soif. Étant dans cette situation, les malades peuvent suspendre la purgation pendant un jour ou deux, selon qu'ils se trouvent ; ensuite, ils la répètent pendant quelques jours, jusqu'à ce qu'ils soient encore mieux que précédemment, ou totalement guéris. Le résultat est plus certain encore, si, dans le cas de fièvre ou douleur violente, on agit, le premier jour, d'après l'article 3. Le traitement est terminé dès-lors que les malades sont rendus à un état en tout conforme au tableau de la santé.

ARTICLE 3.

Il y a beaucoup de cas, ou de degrés de

maladies qui causeraient la mort, si les malades ne répétaient pas les doses aussi près-à-près les unes des autres, qu'il va être dit dans cet article, et pour lesquels la marche tracée dans le deuxième serait insuffisante. La putréfaction des humeurs, ainsi qu'il est dit dans le cours de cet ouvrage, ne marche point du même pas. D'après cette vérité, il faut que le traitement soit plus actif que le mal n'a de violence, et la corruption d'activité. Toutes les fois donc qu'un malade est gravement attaqué, lorsque sa douleur est insupportable, si sa vie court des dangers, s'il est menacé de perdre un organe quelconque, il faut activer la marche des évacuations. Cette mesure est également recommandée dans les circonstances de maladies épidémiques, endémiques, contagieuses ou meurtrières, et dans tous les cas où, par l'effet d'une ancienne dépravation dans le corps du malade, il arrive que sa vie court des dangers, ou que ses souffrances sont des plus difficiles à endurer; dans tous ces cas, les doses doivent être répétées de quinze heures en quinze heures, ou de douze en douze, si la violence du mal donne des craintes, et de plus près encore, si quelques-unes ont manqué d'opérer; car une fois dans la nécessité de répéter ainsi les doses, il ne faut pas négliger

13

de les donner assez fortes pour qu'elles produisent d'abondantes et nombreuses évacuations. Le danger étant éloigné, le malade rentre dans l'ordre de l'article 2, ou dans celui de l'article 4, s'il y était auparavant de suivre l'article 3. Voyez à la page 328 comment cette marche de la purgation doit concorder avec la nourriture du malade.

ARTICLE 4.

Il est prouvé par une pratique de plus de soixante ans, que si cette méthode était universellement adoptée et suivie, conformément à la manière que nous avons indiquée aux trois articles précédens, les maladies chroniques, dont il va être fait mention, d'excessivement communes qu'elles sont aujourd'hui, deviendraient infiniment plus rares ; les jeunes gens particulièrement en seraient à l'abri.

On appelle MALADIES CHRONIQUES, toutes les maladies, toutes douleurs, incommodités, et généralement toute affection qui a pris dans un individu la place de la santé, ou qui en affaiblit seulement le caractère, et dont la durée excède *quarante jours*. Il y a donc, d'après cette convention de noms, des maladies chro-

niques de quarante et un jours, comme
on en voit de plusieurs années. Elles seraient rares, si les conditions mises au
soutien de cette assertion, étaient scrupu-
leusement remplies. Tout le monde peut
être convaincu de cette vérité, à moins
qu'on ne veuille pas en reconnaître en
médecine; car il est incontestable que si
un individu existe malade pendant long-
temps, c'est évidemment parce que les
humeurs qui causent ou entretiennent sa
maladie, ne sont pas imprégnées d'une
malignité meurtrière, comme on le remarque dans la putréfaction des épidémies,
et autres circonstances qui font mourir en
très-peu de jours de maladie. Dans ces
derniers cas il peut arriver, vis-à-vis de
quelques sujets, que la corruption, plus
prompte et plus active que les secours ne
peuvent l'être, endommage les viscères et
cause la mort, faute d'avoir eu le temps
de l'expulser. Mais il en est bien différemment des maladies chroniques; la malignité des matières qui en sont la *cause*,
n'était pas, lorsqu'elles ont commencé, telle
qu'on n'eût pu évacuer cette corruption
de la manière qui est dite aux trois articles précédens; ce qui l'atteste, c'est la
durée de l'existence des malades pendant
plusieurs années dans l'état de maladie.

13 *

Pour détruire les maladies chroniques, et parmi lesquelles on compte beaucoup de douleurs ou infirmités habituellement réputées incurables ou mortelles, les malades doivent commencer le traitement par prendre les doses évacuantes pendant plusieurs jours de suite, auparavant de les suspendre. Qui dit plusieurs jours, en dit au moins deux consécutifs; dans ce cas, il y aurait repos le troisième : donc on repurgerait le quatrième jour; et ainsi on continuerait dans cette proportion du temps. Mais cette marche est presque toujours trop lente; les malades peuvent et doivent, dans beaucoup de cas, en prendre davantage auparavant de suspendre; puisqu'il est démontré dans le cours de cet ouvrage, notamment à la page 68 et suivantes, qu'on ne peut craindre la fréquence de la purgation, et puisqu'autrement que de pousser l'évacuation avec la rapidité du besoin, ils ne pourraient être guéris. Voyez le régime, pour cet article 4, à la page 327.

Les malades qui peuvent ou qui sont dans la nécessité de répéter les doses avec toute la célérité dont la pratique leur en fournit des exemples, abrègent beaucoup leur traitement, ainsi qu'ils accélèrent leur guérison; car plus les doses sont prises loin les unes des autres, plus elle en est retardée; inconvénient qui n'aurait pas lieu si elles se fussent suivies de plus près. La célérité que l'on recommande rend aussi la guérison plus sûre; car sans cette célérité, la corruption pourroit endommager les entrailles pendant un traitement trop lent, et causer la mort; les évacuations doivent donc être tellement réitérées et se suivre de près, qu'elles puissent prendre le devant ou le dessus de cette corruption, et de là corruptibilité qui l'accompagne; il faut en tarir la source pour favoriser la régénération ou le renouvellement des humeurs, sans quoi il ne peut y avoir de guérison.

Le moins que le malade classé dans cet article, puisse faire, c'est de prendre 4, 5 ou 6 doses par semaine, en faisant en sorte que deux doses au moins soient prises deux jours de suite, si toutes ne le sont pas consécutivement. Il doit continuer ainsi plusieurs semaines successivement, c'est-à-dire, jusqu'à ce qu'il soit soulagé, qu'il ait recouvré de l'appétit, s'il l'avait perdu. Alors le malade suspend l'évacuation pendant environ huit jours, plus ou moins, selon qu'il se trouve; mais si le soulagement qu'il a obtenu venait à cesser, il faudrait répéter aussitôt les doses comme en commençant, c'est-à-dire, pendant une ou plusieurs semaines. Le malade relâche encore comme il est dit, ou plus long-temps, selon que le soulagement le permet.

Il y a cette différence entre la maladie chronique et la maladie récente, qu'il faut bien comprendre, que contre celle-ci, les évacuations doivent être répétées sans pour ainsi dire relâcher jusqu'à guérison ; mais contre la maladie ancienne, cette marche, qui est nécessaire au commencement de son traitement, pour diminuer le volume de la corruption et soulager, doit être suspendue et reprise alternativement, parce qu'il faut accorder les purgations avec l'œuvre de la Nature, pour que la régénération de humeurs puisse se faire.

Pendant la suspension de la purgation, le malade, par sa nourriture journalière, récupère des nouvelles humeurs en remplacement de la portion gâtée des anciennes qu'il a évacué. Mais jusqu'à ce que le fond de celles-ci soit entièrement atteint et expulsé, il corrompt les nouvelles ; c'est pour cela qu'il faut répéter l'évacuation et la suspendre comme il vient d'être dit, et autant de fois qu'il en est nécessaire pour opérer la guérison ; car elle ne peut avoir lieu que par l'effet de la régénération de la masse des humeurs. Le résultat peut être tardif si la masse entière des humeurs est pénétrée du vice de la putréfaction, et d'après l'énorme volume qui en existe dans la composition du corps humain, ainsi que nous l'avons fait connaître à la page 75; mais ce résultat ne peut être qu'heureux, si le malade continue son traitement pendant assez long-temps de la manière qu'il est déterminé dans cet article. Pour qu'il soit guéri, il faut qu'il n'y ait plus dans son individu aucune partie des humeurs dépravées qui y existaient pendant sa maladie ou à l'époque qu'il a entrepris son traitement. Il faut un renouvellement total de ces matières ; il s'opère toujours toutes fois que les viscères n'ont pas été endommagés par un trop long séjour de la putréfaction, ou si la guérison n'a pas été entreprise trop tard; il faut encore excepter le cas où l'individu est usé par la vieillesse, l'agent naturel de la cessation de la vie ; dans ce dernier cas, les malades appartiennent à la médecine palliative dont nous avons parlé page 63.

Faisons une comparaison, qui, toute singulière qu'elle puisse paraître, nous semble ne pas manquer de justesse, pour faire comprendre à tous les malades la coordonnance des évacuations réitérées avec le principe alimentaire journalier, de laquelle résulte le renouvellement des humeurs, et par une conséquence nécessaire ou absolue, le rétablissement de la santé. Le corps de tout malade, et plus particulièrement celui qui renferme depuis long-temps une masse d'humeurs corrompues, est comme un tonneau dans lequel on a laissé un restant de liquide, et qui, parce qu'il s'est corrompu, a empoisonné la futaille. Pour la désinfecter, le tonnelier use des moyens que sa raison lui suggère : imitons-le. Il met de l'eau dans son tonneau, et la jette après l'avoir agité ; elle sort en emportant avec elle la partie grossière de la mal-propreté renfermée. Il en est de même du malade au commencement du traitement ; il évacue les matières grossières qui croupissent dans ses entrailles. Le tonnelier continue de remettre de l'eau ; il agite de nouveau la futaille, puis il la fait couler par la bonde ; bientôt elle paraît, en sortant, aussi propre qu'en entrant, mais le tonneau n'est pas pour cela nettoyé ; il en est de même du malade ; il a continué la purgation, il ne rend plus d'aussi mauvaises matières ; il peut être soulagé, mais il n'est pas guéri, parce que son corps n'est pas plus nettoyé que le tonneau. Le tonnelier laisse séjourner l'eau pendant un jour ou deux, ce qui lui donne le temps de détremper la partie qui est attachée aux douves de la futaille. De même, le malade suspend la purgation pendant quelques jours; les humeurs nouvelles provenant de sa nourriture journalière, détrempent les anciennes; elles les adoucissent et les rendent plus faciles à évacuer. Pendant cette suspension, le sang, à la faveur et en raison du vide résultant des précédentes évacuations, raréfie la *fluxion* qui est dans les vaisseaux, et la ramène dans le tube intestinal par les émonctoires existans. Le malade reprend la purgation suspendue; il évacue les humeurs nouvelles avec les anciennes, que celles-ci ont déjà corrompues. Il fait comme le tonnelier, qui évacue aussi son eau corrompue, par la partie corruptrice qu'elle a détachée des parois internes du tonneau. Il répète le même procédé et laisse séjourner son eau davantage encore. Le malade doit faire de même; il doit suspendre la purgation pendant plus long-tems; en prenant plus de nourriture, il se fait une plus grande masse d'humeurs qui remplacent des anciennes, et produisent la régénération dont il a été parlé. Enfin, le tonnelier, pour arriver à ses fins, doit continuer son procédé jusqu'à ce qu'il soit reconnu que la futaille soit nette et que l'on puisse lui confier en sécurité le meilleur fluide. Que le malade fasse de même, jusqu'à ce qu'il soit assuré que son corps ne renferme plus de germe corrupteur, pour empoisonner les humeurs récupérées, et causer une rechûte. Plus il y a de temps que la futaille est empoisonnée, plus long-temps le tonnelier doit travailler ; il en est par conséquent de même de la maladie. Le malade n'a pas plus à redouter l'excès que le tonnelier ; quelques doses prises à différentes époques sans nécessité apparente, ne peuvent nuire ; une seule de moins peut beaucoup lui préjudicier, parce qu'il resterait encore dans les fluides une partie du levain corrupteur, ce dont il faut se défier, surtout à l'égard des affections virulentes ou contagieuses. Le procédé de cette méthode est infaillible comme celui du tonnelier ; pour que les deux ne réussissent pas, il faudrait que les viscères du malade et les douves du tonneau fussent gâtés ou pourris par un trop long séjour de la corruption. Sans doute qu'il y a des cas où le contenant se ressent toujours du vice de ce qu'il a contenu , et que les entrailles et les viscères , corrompus d'abord par les humeurs , mais sans lésion , agissent à leur tour sur ces matières ou les nouvelles humeurs ; mais en se purgeant suffisamment toutes les fois que l'on se porte moins bien que de coutume, on prolonge sûrement son existence. Il peut arriver au

malade qui suit le traitement de cet article,
des accidens de la nature de ceux que
l'article 3 de cette abréviation a prévus ;
c'est alors qu'il ne doit jamais balancer à
rapprocher les doses comme il est dit dans
cet article ; sauf, après ces accidens dispa-
rus, à reprendre conformément à l'article 4,
jusqu'à guérison radicale, c'est-à-dire, jusqu'à ce qu'il soit dans un état conforme au
tableau de la santé.

RÉFLEXION

Commune aux 4 articles.

Mais auparavant d'entreprendre la guérison d'un malade, attaqué de maladie chronique, plus ou moins réputée incurable,
il faut être bien informé si, dans l'enfance,
il a joui de la santé, ou s'il a eu un état
contraire ; il faut connaître ce qui lui est
arrivé depuis ; on doit examiner si la Nature
sera propice, si le tempérament est assez
bon, si les fonctions vitales sont bien or-
ganisées, et être persuadé qu'il sera constant et persévérant à prendre les doses
évacuantes ; en outre, il faut être assuré de
son courage pour en subir tous les effets.
Il est rare que l'on parvienne à la guérison du malade, s'il a perdu l'espérance,

s'il est lâche ; sans résolution , s'il n'a pas
une volonté assez fortement prononcée, ou
un jugement assez éclairé pour embrasser
la vérité connue. S'il réunit ces qualités,
il combattra courageusement la *cause* de
sa maladie ; il ne ressemblera point à ces
personnes qui croyent qu'avec de l'argent
on puisse acheter la guérison, comme on
achète une terre, une denrée rare : il sen-
tira que pour parvenir à la guérison, il
faut que son opinion se confonde dans celle
de son médecin ; il faut enfin qu'il ait reconnu que hors cette méthode, ou en s'é-
cartant du principe sur lequel elle repose ,
il ne peut y avoir de moyen de guérir.
Il y a des maladies chroniques si tenaces,
si difficiles à détruire, si sujètes à se reproduire, qu'il faut souvent plusieurs années pour en opérer la cure radicale, et par
conséquent un très-grand nombre de doses
évacuantes. On n'exige pas pour cela que le
traitement soit continuel ; mais s'il est momentanément suspendu , il doit être repris à
différentes époques, qui sont toujours indiquées par la reproduction des souffrances,
ainsi qu'il a été observé. Quand le malade est
encore jeune, surtout s'il est dans l'état d'accroissement, et si les évacuations sont bien
conduites et bien coordonnées avec l'état
de souffrance et le travail de la régénéra-

tion des humeurs, on arrive toujours à la
guérison. Il ne peut y avoir d'empêche-
ment que dans le cas où la portion des
humeurs qui cause une infirmité à une partie quelconque, n'ayant plus de mobilité,
ne pourrait être expulsée; dans le cas aussi
où elle forme une adhérence à cette partie, tellement qu'elle fait corps avec elle.;
par exemple, on ne rétablira point la vue,
si le nerf optique est détruit, et ainsi des
autres cas où la *cause* n'est plus séparable
de son effet, ou de la partie qu'elle a attaquée, parce qu'il n'est pas plus possible
de reproduire des ressorts anéantis qu'on
ne peut substituer une partie saine à celle
qui est endommagée ou détruite. C'est par
l'examen préalable du malade, et au moyen
d'un entretien avec lui, que le praticien
exercé peut souvent distinguer s'il est ou
non possible de parvenir à la guérison.
Cette réflexion est en tout commune aux
4 articles de l'abréviation. Malheur au malade qui, après avoir paru embrasser les
erremens de la Médecine Curative, se dédit
tout-à-coup : il a usé de la purgation seulement comme il est expressément recommandé à la page 78 de ne jamais le faire.
La prudence doit donc être le partage du
praticien qui adopte cette méthode. Combien d'hommes refuseront peut-être de s'y

conformer, parce que, tenant trop fortement à d'anciens préjugés, ils la jugeront impossible ou impraticable ? S'ils prenoient conseil de l'expérience et des succès qui l'ont si souvent couronnée, l'erreur déposerait son bandeau, et la jalousie briserait elle-même les traits acérés qu'elle ne se lasse pas de décocher.

REMARQUES

Sur les évacuans.

Les purgatifs, de quelques classes d'hydragogues qu'ils soient tirés, quoique participant de la même nature, ne peuvent avoir la même activité, par rapport à la diversité d'âge et de sensibilité interne des malades, encore bien que les doses subissent différentes variations. Nous établissons différens degrés d'activité qui nous obligent de faire les remarques suivantes sur les étiquettes :

— Le premier degré, étant le plus doux, convient aux enfans de sept ans et au-dessous, jusqu'à l'âge d'un an, aussi bien qu'aux personnes âgées ou affaiblies par la longue durée de leurs maladies, que l'on veut essayer de soulager; et généralement à toutes celles qui sont reconnues, ou que l'on soupçonne être très-faciles à émouvoir.

━━ ━━ Le deuxième degré étant plus actif que le premier, convient à la presque totalité des maladies, même aux enfans de sept ans. C'est par lui que l'on doit commencer le traitement de tous les malades, sauf à opérer dans la suite avec le troisième degré. Le deuxième doit remplacer le premier, dans tous les cas où celui-ci n'opère point suffisamment, mais à la dose parvenue successivement à quatre cuillerées.

━━ ━━ ━━ Le troisième degré ne convient qu'à ceux qui n'éprouvent point d'assez nombreuses évacuations du deuxième degré, quoique sa dose ait été portée successivement jusqu'à quatre cuillerées, sauf à prendre ce troisième degré au-delà de quatre cuillerées, si, à cette dose, il se trouve insuffisant pour produire les évacuations exigées.

On peut mêler ces trois degrés de manière à établir des degrés intermédiaires. Sans porter la dose des deux premiers degrés au-delà de quatre cuillerées, on en augmente les effets en la composant, par exemple, de moitié premier degré, et moitié second, ou moitié second et autant du troisième, ou encore, autant de ce dernier que du premier pour établir le deuxième degré ; on peut aussi, dans l'amalgame, mettre plus de l'un que de l'autre, en raison de l'intention d'augmenter ou diminuer l'activité, tellement que si l'on fait entrer dans la dose du premier degré une cuillerée du deuxième, c'est le premier qui se trouve animé ; si, au contraire, dans la dose du deuxième, on fait entrer une cuillerée du premier, c'est le deuxième qui est affaibli, et ainsi du troisième degré. Mais il est de rigueur, et les organes de la purgation exigent que les doses conservent leur volume d'après l'augmentation successive qu'elles doivent éprouver, et qu'un degré plus actif ne remplace jamais un degré inférieur sans besoin, malgré que la dose du plus actif fût prise plus faible que celle du moins fort.

Dans les cas extraordinaires où le troisième degré est notoirement trop faible, une composition plus forte devient nécessaire. De même les enfans au-dessous d'un an sont aussi dans le cas d'une prescription toute particulière.

Le vomi-purgatif peut être établi sous un seul degré, parce qu'en mêlant sa dose avec le thé dont il est parlé page 307, on rend cet évacuant aussi faible qu'on le juge à propos.

DOSES DES ÉVACUANS.

On conçoit sans doute que nous ne dosons ici que les évacuans que nous prescrivons à nos malades; chaque praticien, bien entendu , détermine ses doses d'après l'amalgame qu'il a adoptée.

Les évacuans , comme capables de produire un effet ostensible, réclament la circonspection qu'exigent les organes sur lesquels ils agissent; ceux qui provoquent le vomissement demandent encore plus d'attention. Au commencement du traitement, les doses doivent être déterminées d'après la sensibilité présumée de tous les malades ; il faut garder un juste milieu entre celui qui peut être très-facile à émouvoir, et celui qui peut être difficile à faire évacuer. Ces doses ne doivent point être trop fortes, parce qu'elles pourraient incommoder par leurs effets trop actifs ; elles ne doivent pas non plus être trop faibles, puisque, ne débarrassant point le corps, elles n'atteindraient point le but que l'on se propose. Comme il est impossible de deviner la sensibilité interne d'aucun individu, il faut étudier celle des malades qui n'ont point encore usé des évacuans prescrits, en tâtonnant pour ainsi dire jusqu'à ce que l'on ait trouvé le dégré des doses qui convient à leur sensibilité. L'homme familiarisé avec les procédés de cette méthode, a un grand avantage ; il craint peu les maladies, même les plus aiguës, parce que, connaissant la dose qui lui convient, il ne peut manquer de s'en délivrer promptement.

DOSES DU VOMI-PURGATIF.

A l'égard des grandes personnes des deux sexes, passablement constituées, et sans vice de conformation, la dose se compose d'une pleine cuillère ordinaire à soupe.

Pour les personnes faibles, délicates, mal conformées ou malades depuis long-temps, ainsi que pour celles qu'on sait être sensibles au vomissement, on donne la cuillerée comme aux adolescens, ou plus faible encore.

Aux adolescens de l'un et de l'autre sexe, une légère cuillerée.

Aux enfans de six ou sept ans, une demi-cuillerée.

Aux enfans de deux à un an, une cuillère à café, plus ou moins légère, à raison de leur plus ou moins d'âge.

Pour affaiblir l'action vomitive, et déterminer plus sûrement la dose à opérer davantage par les voies basses que par le vo-

missement, on mêle cette dose avec un thé
à l'eau léger, chaud ou froid, à la quantité
de deux cuillerées pour les grandes personnes, et d'une cuillerée pour les enfans,
en y mettant, si l'on veut, un peu de sucre.
Souvent il arrive qu'on reconnaît la nécessité d'employer le vomi-purgatif pur, surtout dans les affections où il est indispensable de donner une commotion vomitive
pour attaquer le siége de la douleur. Cette
espèce d'amalgame, surcroit de précaution,
peut devenir inutile : mais la prudence la
réclame pour les personnes faibles ou délicates, et les enfans, particulièrement les
plus jeunes.

Si dans l'espace de sept quarts d'heure,
la dose, ci-devant déterminée, n'opère ni
du haut, ni du bas, il est certain qu'elle est
trop faible : alors il faut que le malade en
répète une seconde pareille à la première.

Il se trouve des individus beaucoup plus
difficiles à émouvoir qu'on ne l'avait pensé ;
on en voit souvent qui sont obligés, pour
obtenir des effets de cet évacuant, d'en répéter jusqu'à quatre et même cinq fois la
dose par laquelle ils ont commencé, en observant la distance d'au moins une heure et
demie entre chaque répétition. Cette observation doit servir de règle à tous ceux qui
n'obtiennent point d'évacuation de la dose,

ou des doses qu'ils ont prises, soit au commencement, soit dans la suite du traitement.

L'usage de ce vomi-purgatif donne aux malades le moyen de connaître leur sensibilité, et le degré de force des doses qu'ils en doivent prendre par la suite, ou durant l'usage successif de cet évacuant. Tel, par exemple, qui, le premier jour, a répété une seconde cuillerée, pourra, un autre jour, prendre ces deux cuillerées à la fois; tel autre, qui aurait été obligé de répéter une troisième cuillerée, ou davantage, devrait prendre en une seule fois à-peu-près l'équivalent de ce qu'il a pris précédemment en diverses reprises, en observant cependant, qu'un tout, pris au même instant, a plus d'activité que la même quantité prise en différentes fois.

L'augmentation et la diminution des doses successives de cet évacuant ne doivent se faire que par demi-cuillerée; ces doses ont pour règle le nombre d'évacuations que chacune doit produire, tant par le haut que par le bas. Ce nombre peut être, à l'égard des grandes personnes, de six à huit, tant par le vomissement que par les voies inférieures; mais la dose qui dépasse ce nombre, même de beaucoup, si l'excédent d'évacuations a lieu par les voies basses, ne doit point être diminuée, parce qu'il n'est point nuisible, et qu'il est au contraire avantageux d'évacuer par le bas six à huit fois. de plus qu'il vient d'être dit. Il en doit être, à l'égard des évacuations pour les adolescens et les enfans, en proportion de leurs individus, ou de leurs âges; quoique moins nombreuses, les évacuations doivent néanmoins marquer suffisamment pour faire un vide assez rasonnable

Il ne faut pas que le même individu s'attende à voir opérer le vomi-purgatif de la même manière toutes les fois qu'il en fait usage; il est des jours qu'il évacue haut et bas; un autre jour il opère par le haut seulement; une autre fois, uniquement par le bas. Ses effets dépendent de la situation des matières, ou des dispositions du corps pour le choix de leur issue. Il ne produit pas non plus les mêmes effets sur tous les individus. Il y a des personnes qui vomissent très-facilement et en abondance; il y en a d'autres qui ne vomissent qu'avec beaucoup de difficulté et rendent très-peu; et il y en a que rien ne peut faire vomir. C'est d'après ces considérations, fortes en elles-mêmes, que l'émétique, proprement dit, doit être rejeté de toute pratique; car il ne peut être que nuisible de provoquer le vomissement, quand l'estomac ne peut subir ce genre d'évacuation. C'est d'après ces mêmes considérations que la partie vomitive de notre évacuant est balancée et entraînée par la partie purgative ; en conséquence, ceux qui vomissent difficilement, et ceux qui ne peuvent jamais vomir, obtiendront de cette amalgame des évacuations par les voies basses, aussi abondantes ou nombreuses qu'ils auront donné de volume à leurs doses ; et cet évacuant prendra néanmoins sur les premières voies, quoique, peut-être, avec moins de célérité que s'il produisait le vomissement.

Ceux dont l'estomac se contracte facilement ou si promptement, que la dose n'a pas le temps de pénétrer jusques dans les voies basses, ne doivent pas la prendre aussi forte que ceux qui évacuent seulement par le bas ; ils s'exposeraient vraisemblablement à éprouver une trop grande fatigue, résultante des vomissemens multipliés. Les malades les plus favorisés sont ceux qui, d'une même dose, vomissent trois ou quatre fois bien marquées, sans en être gênés, et qui évacuent six à huit fois par le bas.

DOSES DU PURGATIF.

Les grandes personnes des deux sexes, qui ne connaissent point leur sensibilité, et celles qui sont faciles à émouvoir, commencent l'usage de ce purgatif à la dose de deux pleines cuillères ordinaires à soupe, réunies dans un verre essuyé, ayant eu la précaution de bien agiter la bouteille.

Les personnes âgées, celles qui n'ont point été purgées depuis long-temps, celles dont la maladie est ancienne, et que l'on soupçonne avoir le corps très-plein de corruption, doivent commencer par une dose plus faible, telle qu'une cuillerée, ou une cuillerée et demie.

Celles qui se connaissent des plus difficiles à émouvoir, peuvent débuter par trois cuillerées; et celles qui tiennent le milieu, par deux et demie.

Les adolescens commencent par une cuillerée, plus ou moins légère.

Les enfans d'un à deux ans, une cuillère à café;

Ceux de deux à quatre ans, une demi-cuillère à soupe;

Ceux de quatre à six ans, deux tiers de la même cuillère.

Il n'y a point de malade parmi les grandes personnes, à la fleur de l'âge, qui ne puisse et ne doive éprouver de chaque dose au moins une douzaine d'évacuations, c'est-à-dire, évacuer en douze reprises, durant l'effet de cette même dose; il s'en trouve

beaucoup qui en obtiennent jusqu'à dix-
huit et vingt, qui n'en sont que plus promptement soulagés. Il en doit être ainsi proportionnellement à l'égard des vieillards,
cacochymes ou valétudinaires, chez lesquels les évacuations ne peuvent être por-
tées qu'au nombre de huit à neuf, à moins
qu'il n'ait été reconnu qu'une plus grande
quantité les soulage davantage. En des-
cendant jusqu'à l'âge le plus tendre, ces
évacuations peuvent être, pour ceux de
cet âge, au nombre de trois ou quatre;
pour les enfans de deux à six ans, de six
à huit, et pour les adolescens, comme pour
les vieillards : faisant pareille observation
qu'un plus grand nombre peut avoir lieu
généralement; et qu'il ne faut point le res-
treindre, s'il soulage plutôt. On doit remarquer qu'il est, dans tous les cas, et envers tous les malades, dans les propor-
tions d'âge qui viennent d'être déterminées, moins important d'évacuer en douze
reprises, que de vider abondamment par
un plus petit nombre d'évacuations. La sortie, dans ce cas, par l'effet d'une dose,
de deux pintes d'humeurs ou de corruption
des corps malades, proportionnellement à
la capacité de ceux dont nous parlons ici,
est suivie de résultats salutaires, que ne peuvent avoir des évacuations même très-

multipliées quand elles sont, pour ainsi
dire, insignifiantes par leur peu de volume.

OBSERVATIONS

Communes aux deux évacuans.

Nul individu ne doit s'arrêter à des
doses qui n'ont point produit autant d'é-
vacuations qu'il en peut supporter, parce
qu'en ne purgeant point suflisamment, il
prolongerait ses souffrances, multiplierait
ces doses, retarderait sa guérison; et dans
beaucoup de cas, il n'éviterait point la
mort; en outre, il augmenterait son mal
en mettant ses humeurs en mouvement,
sans les expulser, ainsi qu'il a été dit à la
page 78. Les malades qui n'ont point obtenu d'une dose purgative le nombre d'évacuations qui est expressément recommandé
page 311, doivent augmenter la suivante
dose; savoir, les grandes personnes, d'une
cuillerée : et ainsi, de cuillerée à cuillerée,
il faut augmenter toute dose qui a encore
besoin de l'être pour arriver au nombre
d'évacuations déterminé à ladite page. A l'é-
gard des enfans et adolescens, on augmente
selon le besoin, en tierçant ou en doublant
leurs subséquentes doses, selon que l'in-

14

telligence peut le suggérer, d'après les effets que les précédentes ont produit.

Lorsque dans la suite du traitement, les doses cessent d'opérer autant qu'au commencement, ce qui arrive à tous les malades, puisque la plénitude du tube intestinal ne peut toujours être la même, il ne faut pas manquer de les augmenter. On doit toujours se régler, en ce point, sur la même quantité d'évacuations ou à peu de choses près, par le purgatif surtout; sans cette attention, on n'évacuerait pas les humeurs de la circulation, parce que les évacuans, faute d'une suffisante action, ne pourraient se filtrer dans les vaisseaux, ni dans le tissu des chairs. On ne guérirait donc point, puisqu'on ne détruirait pas la *cause* des maladies. Il ne faut pas oublier que les purgatifs sont, à l'égard de cette *cause*, notre intelligence agissante, et qu'ils suppléent pour cette opération évacuative, nos mains et nos yeux, que nous ne pouvons employer ici comme en toute autre occasion.

Nulle dose, soit vomi-purgative, soit purgative, n'est trop forte, quelqu'en ait été le volume, lorsqu'elle ne produit point d'évacuation au-delà du nombre dont il est parlé aux pages 308 et 311. Si le malade éprouve, durant les effets d'une dose, ou

après qu'ils sont terminés, soit une gêne quelconque ou un grand malaise, soit un redou-
blement de ses douleurs ou quelque grave
accident : quelque soit ce qui arrive, la
mauvaise nature de ses humeurs, comme
leur mise en mouvement, en sont toujours l'u-
nique cause. L'ignorance dans laquelle sont
quantité de personnes à cet égard, produit
un mal incalculable; qu'elles se laissent
donc instruire plutôt que de fouler aux
pieds la vérité, et de périr victimes de
captieuses assertions. En supposant que
les doses eussent été trop actives, parce
qu'elles auraient été prises trop volumineuses ou trop fortes, la *cause* de la maladie n'en reste pas moins à évacuer; il faut
diminuer les suivantes, si besoin est. Mais
si une dose se trouve trop faible pour expulser suffisamment, quant à l'état de plénitude qui existe au moment de l'accident
éprouvé, le malade en peut être plus souffrant que si cette dose eut été même un
peu trop forte; dans ce cas, il faut en administrer une autre qui soit plus active.

Il a été dit, page 188, que quand la
douleur, pour laquelle le malade est traité,
cesse de se faire sentir pendant les évacuations, c'est un signe de guérison prochaine;
ici on observe qu'il en est de même, et
que l'on doit faire pareille remarque, et

tirer semblable augure à l'égard de la maladie pour laquelle le malade suit le traitement prescrit, quelque soit le genre ou le nom de cette maladie. Si, au contraire, les souffrances deviennent plus fortes pendant l'action des doses, il n'en faut pas conclure défavorablement; la persévérence les fera bientôt cesser, ainsi qu'il est dit à la page 189, parce qu'elles ne sont, encore une fois, que l'effet de la mise en mouvevement de la *cause* qui les produit, dans ce cas, très-malfaisante et opiniâtre.

Cette observation s'adresse à vous, malades, qui êtes plus à plaindre que vous ne le pensez, quand votre inexpérience vous porte à croire que vos souffrances sont augmentées par l'action des évacuans que vous avez pris à la dose convenable. Vous ne l'êtes pas moins lorsque vous jettez sur eux le blâme qu'ils sont loin de mériter. Les conséquences d'une pareille opinion, que vous laissez fortifier par des gens dont vous ne pouvez connaître les vues secrètes, ne peuvent que retomber sur vous, dès que vous abandonnez le moyen de vous délivrer de votre ennemi. N'est-il pas arrivé tout récemment que deux hommes de l'art, appelés au secours d'une malade qui, après avoir pris une dose de vomi-purgatif, était tombée dans un état allarmant, aux yeux de l'inexpérience, ont prononcé qu'elle avait été empoisonnée par cet évacuant ? Cette personne était affligée de douleurs néphrétiques qui la faisaient cruellement souffrir depuis long-temps ; de plus, elle était dans son retour d'âge. On l'avait, pour ainsi dire écorchée vive avec sept ou huit vésicatoires apposés sur différentes parties du corps ; elle était aux abois et désespérée de ses médecins. Le frère de la malade arrive à son secours ; elle suit le traitement d'après nos instructions ; elle répète deux ou trois doses, qui sont suivies d'évacuations par les voies urinaires, d'une matière bourbeuse, ainsi que d'une petite pierre, dont la forme anguleuse pouvait causer de graves accidens ; et la malade est sur pied, de doublement désespérée qu'elle était par nos censeurs..... Grand miracle ! Ils ont la *bonté* de l'attribuer à la vue de ce frère chéri : à la vérité bien cher à sa sœur, et davantage encore, peut-être, depuis qu'il lui a sauvé la vie. C'est, leur dit-il, avec ce *poison* que j'ai guéri ma sœur : qu'ils sont affreux les traits que vous lancez contre des médicamens prescrits et préparés par deux hommes qui ont qualité.... Peut-on, ajouta-t-il, porter aussi loin la haine de la vérité, et même celle des systêmes, quels qu'ils soient ?....

BOISSONS

Avec le Vomi-Purgatif.

En supposant qu'une dose du vomi-purgatif produise des vomissemens répétés avec
efforts pénibles et que l'on en soit par trop
fatigué, il faut, dans ce cas, boire de
quart d'heure en quart d'heure ou plus souvent, une tasse de thé à l'eau, léger; ou,
à défaut, de l'eau pure, l'un ou l'autre
tièdes et sucrés si l'on peut. Le thé est préférable, parce que c'est un précipitant qui
aide aux évacuations des voies basses, lesquelles, ayant lieu, soulagent les voies supérieures. Voyez la fin de la page 306.

Si une dose, soit par erreur, soit autrement, avait été prise évidemment trop
forte, et quelle fût suivie de crampes ou
d'excessifs vomissemens, on en arrêterait
les effets au moyen d'un bouillon très-
chargé de graisse, ou, à défaut, avec quelques cuillerées de beurre frais fondu, répétées à quelques distances les unes des autres.
Il est à propos de dire ici, pour que tout
le monde le sache, qu'aucun émétique et
nulle préparation de l'antimoine, ne sont
ni ne peuvent être des poisons, par leur na-

ture; ils ne peuvent nuire que par une trop forte dose, action qui est commune avec beaucoup d'autres substances, notamment les spiritueuses en général. On rencontre par fois des malades dont les humeurs ont une nature qui les rapproche de celle des émétiques, ainsi qu'il en a été parlé à la page 136. Dans ce cas, le vomi-purgatif n'est donc pour rien dans les effets que l'on remarque : il faut faciliter l'évacuation de telles matières par la continuation du traitement évacuatif.

Le breuvage de thé n'étant nécessaire que pour affaiblir l'action vomitive en aidant la dose à opérer par le bas, il ne faut donc point en boire quand cette dose opère lentement ou doucement, puisque n'étant point trop active, elle ne doit point être affaiblie. Si on éprouve de l'altération pendant la durée des vomissemens, on boit de ce même thé, de distance en distance, de même qu'on en peut boire pour se rincer la bouche, et contre le mauvais goût. Lorsque la dose a cessé d'opérer par le haut, et si la soif continue durant les évacuations par le bas, on peut boire pour humecter, et toujours tièdes, soit le même thé, soit du bouillon maigre, ou du bouillon gras avec de l'eau, appellé bouillon-coupé.

BOISSONS

Avec le Purgatif.

Non-seulement il n'exige aucune boisson durant qu'il opère, mais il en rejète
l'usage au - delà d'une demi-pinte ; on
doit la prendre en plusieurs fois, pour humecter quand il y a altération ou sécheresse ;
cette boisson peut se composer de thé
très-léger, bouillon aux herbes, bouillon-
coupé, eau sucrée, eau panée, coloriée,
si l'on veut, par un peu de vin, ou par
quelques liqueurs spiritueuses : le tout pris
tiède pendant les effets de la dose. C'est
ordinairement après que les doses du
purgatif ont fini leurs opérations, que les
malades sont altérés, quand ils doivent
l'être ; dans ce cas on suit la page 325.
Toute dose qui laisse beaucoup de soif
après ses effets, en demande une autre
pour le lendemain, puisque cette forte altération est causée par la chaleur brûlante
des humeurs, la même qui fait éprouver la
maladie, ainsi qu'il est démontré dans le
cours de cette méthode, et notamment
aux pâges 86, 87, 88 et 283. On remarque par fois qu'une dose évacuante est
suivie de dévoiement ; cet effet peut arriver

aux individus dont les humeurs ont cette nature des purgatifs que nous avons indiquée page 148; ce cas arrivant, il faut se conduire comme il y est enseigné.

LAVEMENT.

Le clystère, autrement appelé lavement, doit trouver place dans une méthode qui repose sur la purgation comme sur la *cause* des maladies qui en est l'objet, puisqu'il s'y rattache par ses effets. Parmi les moyens qui sont à la disposition des personnes dont l'intelligence est la moins exercée, le lavement est un de ceux qui produisent le plus de bien et qui soient capables de causer le moins de mal. Cependant on ne peut pas avancer qu'il ne soit point possible d'abuser du lavement. Ce remède est fortement pratiqué dans le cas de constipation, où il est indiqué; si dans ce cas, on en usait indistinctement tous les jours, ainsi que nous l'avons quelquefois remarqué, il arriverait qu'on ne laisserait point de fonction à faire à la Nature, à l'égard des déjections journalières, et qu'on ne saurait jamais quand elle serait en état de les remplir. Hors cette considération, le lavement ne fait peut-être jamais de mal. Sans doute qu'il est insuffisant pour guérir;

mais il soulage. A la vérité, c'est parce qu'il procure du soulagement, et qu'on manque d'une utile expérience à son égard, qu'il peut, comme l'emploi de tous les palliatifs, faire perdre un temps précieux ; car, pendant qu'on s'arrête à des lavemens, la maladie ou l'indisposition auxquelles on les oppose, font des progrès qui prouvent qu'il était préférable de recourir plutôt ou de suite aux moyens de guérir. C'est ordinairement lorsque ces mêmes moyens sont réclamés trop tardivement pour pouvoir sauver la vie au malade ou le guérir, que cette vérité est mieux sentie ; mais c'est toujours trop tard. Si le lavement soulage dans la constipation, il ne peut en détruire la *cause* que nous en avons fait connaître page 150. Il n'est donc, dans tous les cas, qu'un moyen de prime abord, qui doit être suivi et secondé par la purgation, seul moyen curatif. La composition du lavement varie, comme on le sait, selon les intentions qui la dirigent. Nous n'entrerons dans aucun détail sur cette composition, parce qu'elle est assez connue, même dans toutes ses subdivisions. Nous observerons seulement que le lavement émollient, tel qu'à la décoction de graine de lin et autres analogues, peut être utilement employé dans beaucoup de cas ; tels que les jours de sus-

pension de la purgation dans l'ordre du
traitement; le jour même d'une purgation,
après qu'elle a achevé ses effets, en vue d'humecter et adoucir la matière brûlante ou
acrimonieuse qui reste encore à évacuer,
et rafraîchir les entrailles; dans le cas aussi
où une dose, soit vomi-purgative, soit purgative, seraient en retard de produire leurs
effets par les voies basses, pour leur aider;
ce cas réclame souvent un lavement purgatif. Il y a beaucoup de personnes parmi
celles qui n'ont pas d'instruction suffisante,
ou qui ne se font pas même une idée de
ce que c'est qu'une purgation adaptée à la
cause des maladies, dont on ne parle jamais, qui sont très-persuadées qu'on ne
doit pas évacuer naturellement ou librement, même pendant plusieurs jours après
la purgation cessée; cette fausse opinion
qui les dirige, nous porte à croire qu'elles
penseront que le lavement doive être leur
unique ressource. Il est utile de leur démontrer qu'elles sont dans une erreur qui
peut leur porter un grand préjudice à l'a-
venir, puisqu'en les conduisant à la constipation, elle les jette dans la nullité d'une
des fonctions naturelles la plus indispensable
après l'action de manger; nullité des plus
préjudiciables sans doute, ainsi que nous en
avons développé les conséquences. Il faut

donc que ces personnes apprennent que ce n'est que quand il n'y a plus de *cause* de maladie que la Nature fait toutes ses fonctions; elles doivent savoir aussi que la constipation seule est un motif pour qu'après avoir suivi un traitement, elles répètent encore la purgation, quand même, à tous autres égards, elles paraîtraient être dans la meilleure santé, parce que la constipation subsistante, deviendrait bientôt la cause de leur rechûte, et leur ferait perdre le fruit de leur traitement.

RÉGIME.

Le régime à suivre par les malades en traitement d'après cette méthode, est fort simple; mais on le soutient parfaitement coordonné et d'accord avec la Nature, malgré ce qu'en peuvent dire les chauds partisans de la diète.

Lorsqu'une dose, soit vomi-purgative, soit purgative, a produit à-peu-près les deux tiers des évacuations qu'on en doit attendre, d'après le nombre détetminé; environ cinq ou six heures après qu'elle a été prise, lorsqu'elle ne donne plus de rapports ou renvois, quand la disposition de l'estomac, pour recevoir de la substance, se fait sentir, le malade peut prendre un bouillon

gras; plus tard, ou s'il se sent bien disposé,
en place du bouillon, il prend un potage
composé comme il veut, ou simplement une
soupe; environ une heure après, ou de suite,
selon ses dispositions, le malade prend l'espèce d'aliment qui lui fait plaisir, mais parmi
ceux dont il a l'habitude. S'il a de l'appétit,
il le satisfait; il use de tout, mais sagement,
multipliant ses repas plutôt que de prendre
une trop grande quantité d'alimens à-la-
fois. L'usage modéré du bon vin ne peut
nuire; et à l'égard de plusieurs malades, il
est fortement recommandé. Une nourriture
saine est indispensable; les bons alimens
sont préférables à ceux qui ont peu de
parties nutritives, tels que légumes, fruits,
salades, le maigre en général; néanmoins
on n'impose point au malade l'obligation de s'en priver lorsque le goût les appelle, ou s'il n'a point d'autre nourriture.
Les alimens âcres, trop salés ou de haut
goût, ceux qui sont reconnus échauffans,
irritans et les indigestes, sont proscrits.

Quand il y a cause pour produire une
forte soif, c'est en prenant de la nourriture, comme vers la fin des effets de la dose,
qu'elle se fait sentir; alors on n'est plus
assujéti à boire chaud; on boit de l'eau
avec un peu de vin, ou de l'eau avec la
boisson d'usage, ou de l'eau panée pure ou

mêlée avec cette même boisson, et généralement toute boisson adoptée pour étancher la soif. Après avoir pris de la nourriture, le malade qui est en état de vaquer à ses affaires, peut s'y livrer; il peut sortir de chez lui, en prenant des précautions contre les deux extrêmes de la température. En tout il doit être prudent et réservé. Après le repas il peut encore avoir quelques évacuations.

A défaut d'appétit pour les alimens solides, comme il arrive dans les maladies graves, et au commencement du traitement, le malade doit prendre des liquides, tels que bouillon gras, potages, soupes, sur lesquels il faut forcer, surtout sur le bouillon, en qualité et en quantité, parce qu'en outre qu'ils soutiennent les forces, ils adoucissent l'acrimonie des humeurs qui sont encore à évacuer. Dans le cas de forte altération, la même eau panée dont nous avons parlé, est préférable aux tisanes débilitantes, dont ordinairement il est fait usage.

Dans tous les cas, les malades seront tenus fort proprement. On leur évitera tout ce qui pourrait affecter leur moral; on les encouragera. L'air de leur habitation sera souvent renouvellé, en prenant toutes précautions pour qu'ils n'en puissent être incommodés. Le linge sera souvent changé, et on agira aussi à cet égard avec toutes les précautions utiles. On écartera de leur chambre les déjections, et généralement tout ce qui en pourrait infecter l'air; cette mesure se recommande autant pour les assistans que pour les malades. On doit se rappeler qu'elle est en harmonie avec ce qui a été dit à l'égard des causes corruptrices des humeurs, pages 7 à 12. Le malade, par ces mêmes raisons, doit toujours être seul dans son lit, ou ne coucher avec qui que se ce soit, quelque légère ou grave que soit sa maladie.

RÉGIME POUR L'ARTICLE 4.

Le malade qui, dans le traitement d'une maladie chronique, prend une bonne nourriture ou dont l'appétit est soutenu, qui mange pour se substanter suffisamment, et dont les doses produisent promptement leurs effets, comme dans l'espace de six à huit heures, peut plutôt les répéter de près-à-près, ou durant un grand nombre de jours de suite, qu'un autre malade qui prend peu d'alimens les jours de purgation, et dont les doses opèrent lentement, quoique renforcée, tellement que leurs effets se prolongent pendant seize à dix-huit heures, ainsi qu'on le remarque quelquefois. Ce dernier est forcé de conduire le traitement avec plus de lenteur; il doit prendre ses doses moins fréquemment, parce que le corps malade, n'ayant pas moins besoin de substance que s'il était en santé, il faut, avant tout, avoir égard à cette principale fonction, première base de l'existence. Cependant il ne faut pas confondre l'absence de l'appétit, qui provient de la mise en mouvement de la masse des humeurs et des dégoûts que ces matières produisent, avec ce même défaut d'appétit qui peut résulter de la longue durée de la maladie. Dans le premier cas, l'appétit sera rétabli en expulsant promptement la *cause* qui l'a détruit; et dans le second, il ne se reproduira qu'avec le temps nécessaire au rétablissement de la santé.

RÉGIME POUR L'ARTICLE 3.

Quand un malade est dans le cas de répéter les doses évacuantes comme il est dit à l'article 3 de l'abréviation, il faut mettre à profit tous les momens, de manière qu'il prenne autant de nourriture que possible, sans nuire à la marche des évacuations. Plus le repas est léger, moins il faut de temps pour la digestion, et on peut

répéter plutôt la dose évacuante. Lorsqu'on
n'a pris qu'un bouillon, deux heures peuvent suffire. Si on n'a pris qu'une soupe,
il suffit de trois heures. Si le repas est
plus fort, il faut agir comme il est dit
ci-après.

PRISE DES DOSES.

Il est prouvé que six heures suffisent pour
la digestion d'un repas modéré. S'il en
était autrement quelquefois ou à l'égard de
quelques personnes, ce serait parce que ce
repas n'aurait point été en rapport avec les
facultés digestives. C'est de l'état de digestion achevée que commence celui où l'on
se trouve, quand on peut dire que l'on
est à jeun. D'après ce principe, et ce que
l'expérience confirme tous les jours, l'usage
de cette méthode envers beaucoup de personnes, autres que celles que la maladie
retient au lit ou à la chambre, peut se con-
cilier avec les devoirs ou les occupations
auxquels ces personnes ont à répondre et
se livrer ; on doit en être convaincu par les
facilités que cette méthode établit tout naturellement. Le purgatif peut être pris aussi
bien à toute heure du jour et de la nuit,
que le matin au réveil ou à jeun, au
moyen de cette observation. On peut le

prendre le soir, se coucher un instant après, la tête et la poitrine un peu élevées, et dormir sans inquiétude; il réveille pour produire ses effets. Dans ce cas les évacuations sont moins nombreuses que si l'on était éveillé, mais elles sont plus abondantes, parce que les premiers besoins d'évacuer n'étant pas assez forts pour réveiller, éprouvent un retard; mais en s'accumulant, l'effet en devient plus actif et plus volumineux. Le vomi-purgatif peut être pris de même, aux conditions que l'on se tiendra éveillé jusqu'à ce qu'il ait produit ses effets par le haut, d'après quoi on pourra se livrer au sommeil; mais il faut qu'il y ait quelques heures de plus qu'on ait mangé, par la raison qu'il provoque le vomissement, et n'attend pas que la digestion soit achevée; au lieu qu'elle peut au besoin se terminer avec le purgatif, pendant qu'il coule vers les voies basses. Telles sont les simples préparations jointes à la sobriété, que ces deux évacuans réclament, auparavant que l'usage en soit commencé, sauf l'exception ci-après.

Mais si un repas est suivi d'indigestion, ou si immédiatement après il arrive à la personne quelqu'accident qui fasse craindre pour sa vie, il n'y a pas de digestion à attendre; il faut évacuer par le vomi-purgatif, seul compétent pour délivrer l'estomac de l'aliment devenu corps étranger et nuisible, et pour ouvrir la voie à la purgation, à l'effet d'agir pour détruire l'accident survenu et rétablir la santé du malade, ainsi qu'il est dit page 139.

Nous n'avons entrepris d'écrire que par amour pour l'humanité affligée et souffrante. Nous croyons avoir parlé le langage qu'il convient pour être entendu et compris de toute la classe malade : tels étaient nos desirs. Les limites que nous nous étions tracées en commençant, ont été outrepassées de beaucoup. Néanmoins, si le Lecteur ne trouve point encore tout le développement qu'exige le principe sur lequel cette méthode repose, soit par omission réelle de notre part, soit par défaut de clarté, nous nous ferons toujours un honneur et un devoir de répondre aux difficultés qui pourront nous être proposées : le motif d'amour de bien public qui nous dirige, doit lui être un sûr garant de notre empressement à répondre aux divers consultations qui nous seraient adressées (1).

---

(1) FRANC DE PORT, en notre demeure, rue de Seine-St.-Germain, n°. 49.

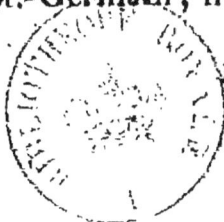

FIN.

TABLE
ALPHABÉTIQUE.

A.

Abcès 195. — Abréviation 275. — Absorbans 37-63. — Accouchement 221. — Affections morales 11. — Alaitement 229. — Alimens 3. — Altération 86-87. — Amputation 204. — Anatomie xix — Coup-d'œil anatomique 54. — Anthonius-Musa xvj. — Cuissons à l'anus 87. — Apoplexie 172. — Apostêmes 195. — Aristrate xvj. — Artère aorte, artère pulmonaire 57. — Asthénique 19. — Atshme 132. — Attrophie 167.

B.

Bains 29. — Origine de la Bile 3. — Couleur de la Bile 283 — Blessures 25-164-222-228. — Boissons avec les évacuans 318 à 321. — Bouche 180. — Boyaux 55. Bubons 195.

C.

Cacochymie 166. — Canal intestinal 55-59. — Canaux cholidoque, cystique, hépatique, pancréatique 58. — Canal torrachique 56. — Cancer 195. — Cataplasmes 190. — Catharacte 178. — Cathares 135. — Cautère 50. — Céphalagie 168 — Charlatans 35. — Cheval marin 21. — Chirurgie xix. — Cholera 147. — Chrysipe xvj. — Chûtes 25-164-228. — Chûte de l'anus, de matrice, de vagin 165. — Chyle 3-56. — Coction 55. — Cœur 57. — Coliques 145-147. — Congestion 195. — Consomption 167. — Constipation 150. — Contact 7. — Convulsions 115-

177. — Coqueluche 244. — Couleurs des humeurs 283. Coup-d'œil anatomique 54 — Coup-de-sang 172. — Crampes 191. — Crises 236. — Croup 246.

D.

Dartres 257. — Déclaration v . — Défaillance 138. — Déglutition 55. — Dégoûts contre les purgatifs 88. — Dentition 228. — Dents 181. — Dépôts 195. — Descentes, ou Hernies 163. — Dévoiemens 147. — Diabetes 162. — Diarrhée 147. — Diète 38. — Digestion 55. — Douleurs 185. — Dyssenterie 149. — Dysurie 161.

E.

Eaux minérales 33. Ecrouelles 201. — Electricité 39. — Embonpoint 166. — Emétique 79. — Empyème 137. — Engorgement 195. — Enrouement 133. — Epilepsie 175. — Epreintes 150. — Erésipèle 258. — Esquinancie 184. — Estomac 55. — Ethysie 167. — Evanouissemens 138.

F.

Faiblesse 76. — Faim-canine 141. — Fièvres 117. — Fluide humoral 4. — Fluxion 6. — Fluxion de poitrine 131. — Foie 58. — Folie 169. — Fonctions du corps humain 54.

G.

Gale 255. — Galien. xviij — Gangrène 204. — Gencives 180. — Glandes 229. — Goutte 192. — Goutte-Sciatique 190. — Goutte-Rose 184. — Goutte-Sereine 179. — Graviers 156.

H.

Habitatation mal-saine 7. — Haut-mal 175 — Hémorragie 142. — Hémorroïde 153. — Hernie

163. — Hippocrate xv. — Hommages aux hommes utiles 109. — Hoquet 139. — Humeurs 3. — Couleurs des humeurs 283. — Volume des humeurs 73. — Humeurs brûlantes 5. — Humeurs-Froides 200. — Hydropisie 122. — Hypocondrie 170.

I. J. K.

Indigestion 139. — Intestins 55. — Introduction xiij. — Ischurie 159 — Jaunisse 165. — Kiste 75.

L.

Lait soi-disant épanché 224. — Larmoiement 179. — Leroy, rue de Seine-St.-G., nº. 49, pages iij-vj-331. — Léthargie 173. — Lienterie 147. — Lithotomie 158.

M.

Magnétisme 39. — Malades exposés dans les rues xiv. — Cause interne des Maladies 1ère. — Causes occasionnelles des Maladies 7. — Erreurs sur la cause des Maladies 12. — D'où vient le nom des Maladies 15. — Dénomination des Maladies 110. — Maladie asthénique 19. — De la Bouche 180. — Chroniques 290. — Des Enfans et des Adolescens 227. — Des Extrémités 185. — Des Femmes 209. — Des Femmes enceintes 219. — Des Filles 208. — Nerveuses 115-177. — De Peau 252. — Pédiculaire 233. — De Poitrine 124. — Sthénique 19. De la Tête 167. — Du Tronc 112. — Vénériennes 258. — Des Voies basses 278. — Des Voies hautes 279. — Des Voies urinaires 159. — Mal de dents 181-228. — Marasme 167. — Mariage 53-208. — Mastication 55. — Origine de la Médecine xiij. — Médecine curative 64. — Médecine palliative 63. — Médecins proscrits xvj. — Mercure 29-264. — Mesmer 39. — Migraine 158. — Miserere 147. —

Cause de la mort prématurée 7. — Mouvement convulsif 177. — Mouvement anti-péristaltique 59. Mouvement péristaltique 58.

N.

Narcotiques 27. — Néphrésie 154. — Nourrice 226.

O. Œ.

Obstructions 195. — Ophtalmie 179. — Ordre des évacuations 285. — Ouie, oreilles 178. — œsophage 55.

P.

Palpitations 138. — Panaris 201. — Paralysie 174. — Paupières 179. — Mouvement péristaltique 58. — Pharynx 55. — Phlègme 3. — Pierre 156. — Pissenlit 230. — Plaies 202. — Pléthore 166. — Pleurésie 122. — Polype 183. — Poux 233. — Purgatifs curatifs 79. — S'administrent à toute heure 329. — Leurs différens degrés 302. — Leurs doses 310. — Comment ils opèrent 84. — Ils ne causent point de colique; ils n'échauffent point; comment ils rafraîchissent 86-87. — Opposition à leurs effets 91. — Répugnance qu'ils excitent 88-250. — Pylore 55-59.

Q.

Quinquina 29-120.

R.

Rafraîchissans 37. — Régime 324. — Règles des Filles 205. — Règles immodérées 215. — leur suppression 213. — Quand elles n'empêchent la purgation 28. — Reins 58. — Remèdes aux maladies 36. — Retour d'âge 209. — Rhumatisme 185. — Rhume 133. — Rougeole 244.

S.

Saignée, son inventeur 21. — Comment elle

soulage 23. — Saignement de nez 231. — Sang, son origine 3. — Il n'est la cause d'aucune maladie 12. — Comparé au vin 15. — Sa circulation 57. — Soi-disant coup de sang 172. — Sangsues 24. — Santé, son tableau 281. — Sciatique 190. — Scorbut 180. — Scrophule 200. — Sérosité 6. — Séton 50, — Spécifiques 34. — Sphincters 56-58. — Squire 195. — Strangurie 161. — Sublimé corrosif 264. — Sueur 254. — Sudorifiques 253-262. — Surdité 178. — Syncope 138.

T.

Tableau de la santé 281. — Taches sur la peau 257. — Teigne 235. — Tempéramens 50. — Ténesme 150. — Tiraillemens d'estomac 140. — Tonneau comparé, etc. 295. — Topiques 45. — Toux 133. — Traitement curatif 61. — Ordre de ce traitement 285. — Traitemens ordinaires 21. — Transpiration 11-133. — Tremblement 177. — Tumeurs 195. — Tympanite 152.

U.

Ulcères 195. — Urine 58. — Urine, sa rétention 159. — Son incontinence 160.

V.

Vaccine 241. — Varices 153. — Veine cave, Veine pulmonaire 57. — Veines-lactées, Veine souclavière 56. — Vents 152 — Ventre paresseux 150. — Petite-Vérole 237. — Vers 112. — Vésicatoire 45-71. — Virus 10-272. — Visage coupérosé 184. — Voies supérieures ou premières 278. — Voies basses ou inférieures 279. — Vomi-purgatif 79. — Sa dose 306. — Vomique 137. — Vomissement 136.

Y.

Yeux, affections de la vue 178.

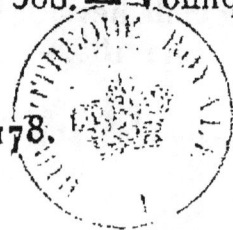